北京儿童医院
BEIJING CHILDREN'S HOSPITAL

福棠儿童医学发展研究中心
FUTANG RESEARCH CENTER
OF PEDIATRIC DEVELOPMENT

儿童健康
好帮手

儿童呼吸系统疾病分册

总主编　倪　鑫　沈　颖

主　编　赵顺英　赵德育

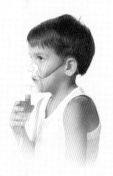

U0199464

人民卫生出版社
·北京·

图书在版编目（CIP）数据

儿童健康好帮手 . 儿童呼吸系统疾病分册 / 赵顺英，赵德育主编 . —北京：人民卫生出版社，2021.12
ISBN 978-7-117-29303-7

Ⅰ. ①儿… Ⅱ. ①赵…②赵… Ⅲ. ①儿童 – 保健 –问题解答②小儿疾病 – 呼吸系统疾病 – 诊疗 – 问题解答
Ⅳ. ①R179-44②R725.6-44

中国版本图书馆 CIP 数据核字（2021）第 232432 号

人卫智网	www.ipmph.com	医学教育、学术、考试、健康，购书智慧智能综合服务平台
人卫官网	www.pmph.com	人卫官方资讯发布平台

儿童健康好帮手——儿童呼吸系统疾病分册
Ertong Jiankang Haobangshou
——Ertong Huxi Xitong Jibing Fence

主　　编：赵顺英　赵德育
出版发行：人民卫生出版社（中继线 010-59780011）
地　　址：北京市朝阳区潘家园南里 19 号
邮　　编：100021
E - mail：pmph @ pmph.com
购书热线：010-59787592　010-59787584　010-65264830
印　　刷：北京顶佳世纪印刷有限公司
经　　销：新华书店
开　　本：787×1092　1/32　　印张：4.5
字　　数：70 千字
版　　次：2021 年 12 月第 1 版
印　　次：2022 年 1 月第 1 次印刷
标准书号：ISBN 978-7-117-29303-7
定　　价：29.00 元
打击盗版举报电话：010-59787491　E-mail：WQ @ pmph.com
质量问题联系电话：010-59787234　E-mail：zhiliang @ pmph.com

编者

（按姓氏笔画排序）

王　全　南京医科大学附属儿童医院

王　维　首都医科大学附属北京儿童医院

申月琳　首都医科大学附属北京儿童医院

刘　峰　南京医科大学附属儿童医院

刘　辉　首都医科大学附属北京儿童医院

刘金荣　首都医科大学附属北京儿童医院

严莎莎　南京医科大学附属儿童医院

李惠民　首都医科大学附属北京儿童医院

杨海明　首都医科大学附属北京儿童医院

吴小会　首都医科大学附属北京儿童医院

赵宇红　首都医科大学附属北京儿童医院

赵顺英　首都医科大学附属北京儿童医院

赵德育　南京医科大学附属儿童医院

顾海燕　南京医科大学附属儿童医院

徐　慧　首都医科大学附属北京儿童医院

唐晓蕾　首都医科大学附属北京儿童医院

温潇慧　首都医科大学附属北京儿童医院

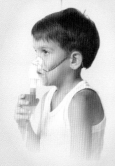

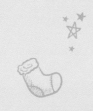

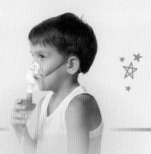

总序

Preface

2016年5月,国家卫生和计划生育委员会(现称为国家卫生健康委员会)等六部委联合印发《关于加强儿童医疗卫生服务改革与发展的意见》的文件,其中指出:儿童健康事关家庭幸福和民族未来。加强儿童医疗卫生服务改革与发展,是健康中国建设和卫生事业发展的重要内容,对于保障和改善民生、提高全民健康素质具有重要意义。文件中对促进儿童预防保健提出了明确要求,开展健康知识和疾病预防知识宣传,提高家庭儿童保健意识是其中一项重要举措。

为进一步做好儿童健康知识普及与宣教工作,由国家儿童医学中心依托单位——首都医科大学附属北京儿童医院牵头,联合福棠儿童医学发展研究中心20家医院知名专家,共同编写了"儿童健康好帮手"系列丛书。本套丛书共计22分册,涵盖了儿科22个亚专业中的常见疾病。

　　本套丛书从儿童常见疾病及家庭常见儿童健康问题入手,以在家庭保健、门诊就医、住院治疗等过程中家长最关切的问题为重点,以图文并茂的形式,从百姓的视角,用通俗易懂的语言进行编写,集科学性、实用性、通俗性于一体。

　　本套丛书可作为家庭日常学习使用,也可用于家长在儿童患病时了解更多疾病和就医的相关知识。本套丛书既是家庭育儿的好帮手,也是临床医生进行健康宣教的好帮手。希望本套丛书能够在满足儿童健康成长,提升身体素质、促进医患关系和谐等方面发挥更大的作用!

　　　　　　　　　　　　　　　　总主编
　　　　　　　　　　　　　　2021 年 12 月

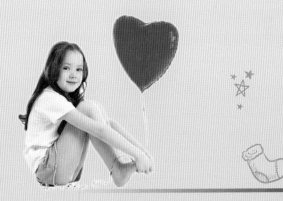

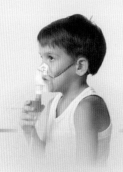

前言

Foreword

呼吸系统是人体重要的组成和功能部分,包括鼻、咽、喉、气管、支气管、细支气管和肺泡。呼吸系统负责人体必需的气体交换,即氧气吸入和二氧化碳呼出。呼吸系统疾病是儿童最常见的疾病,小到上呼吸道感染(感冒),大到疑难肺间质性疾病以及遗传性肺部疾病,可为外界或自身的病原体感染性疾病,也可为非病原体感染性疾病,如免疫性疾病或肿瘤性疾病等。由于呼吸系统功能十分重要,任何疾病严重时均可引起机体缺氧和二氧化碳潴留,甚至发生生命危险,因此需要及时识别;一些疾病为慢性疾病,如支气管哮喘和支气管扩张等,需要长期规律治疗。

孩子的每次生病,即使只是小感冒,也会令全家人心疼和着急,而且常因为缺少应对经验而焦虑不安、不知所措,同时也可能有很多困惑,如:孩子高热不退怎么办? 要不要输液? 孩子得了肺炎是不是以后肺就不像别的孩子那样健康了? 孩子反复咳嗽需要做哪些检查? 痛苦吗? ……

　　若家长对疾病有所了解,将有助于对疾病科学预防、正确识别、正确家庭护理,可指导家长科学就医,避免采取错误的护理方式,并能鼓励孩子与医务人员一起战胜疾病。

　　为满足家长对儿童呼吸系统疾病相关知识的需求,我们编写了本书,帮助家长更多地了解儿童呼吸系统疾病早期的诊断、规律的治疗、合理的护理,改善患儿的生活质量。

　　本书选取了 80 余个问题,均是临床常见的、家长关心的问题,共分为三部分:家庭健康教育指导、门诊健康教育指导、住院患儿健康教育指导。编写时注重实用性、科学性、全面性,内容深入浅出、通俗易懂,为父母排忧解惑。希望广大家长能通过本书获得更多的儿童呼吸疾病方面的医学知识,帮助儿童健康成长。

　　本书适合于广大的年轻父母及其他家庭成员阅读,也可作为儿童保健工作者、基层医务人员的参考书。书中若存在不妥之处,恳请广大读者提出宝贵意见和建议。

　　儿童是家庭的希望、民族的未来,父母多懂一些知识,孩子就更加健康！让我们一起为儿童的健康成长保驾护航！

赵顺英　赵德育

2021 年 12 月

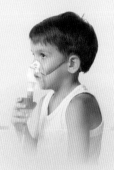

目录

Contents

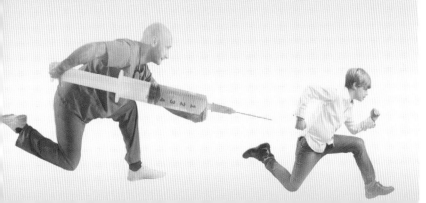

35 **PART 2**
门诊健康教育指导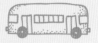

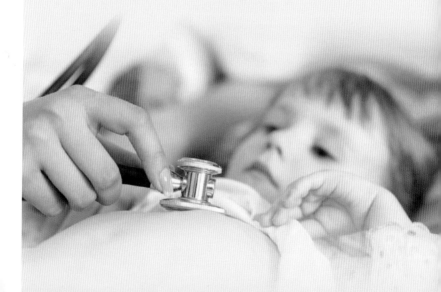

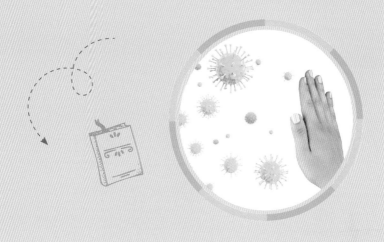

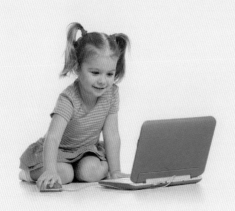

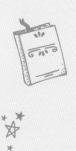

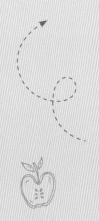

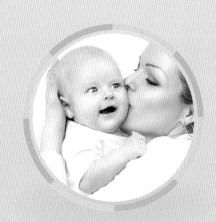

PART 3
住院患儿健康教育指导

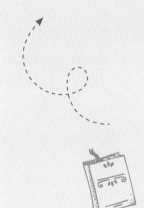

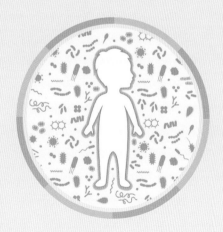

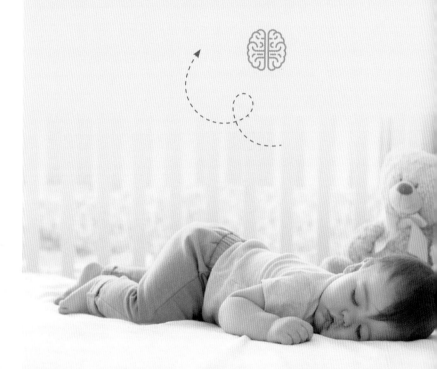

PART 1

家庭健康教育指导

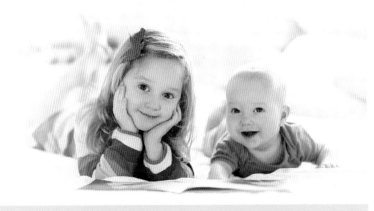

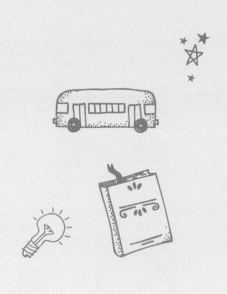

小儿感冒都有哪些异常表现？

上呼吸道感染包括急性鼻咽炎、急性咽炎和急性扁桃体炎，统称为普通感冒，是由多种病毒引起的一种呼吸道常见病。根据病因不同，临床表现可有不同的类型。小儿感冒主要侵犯鼻、鼻咽和咽部，轻症者一般只有鼻部症状，如流清鼻涕、鼻塞、打喷嚏等。也可有流泪、微咳或咽痛，可有扁桃体肿大，一些儿童会出现干咳。婴幼儿常有发热，或仅表现为发热，重症者体温可达 39～40℃。可引起呕吐及腹泻，多数可在 2～4 天

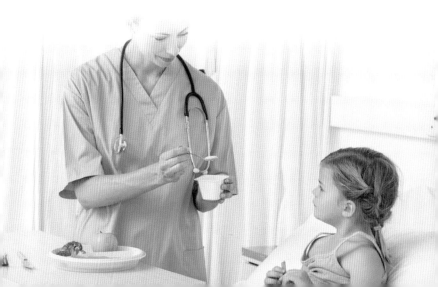

内热退,特殊类型上呼吸道感染,如疱疹性咽峡炎,咽部发生疱疹和溃疡,高热可持续至 1 周左右。咽结合膜热也为特殊类型上呼吸道感染,表现发热、眼红、咽红,有时高热可持续 1 周以上。急性上呼吸道感染所致的高热惊厥大多见于婴幼儿,多在发热后 1~2 天内体温迅速上升时出现,抽搐时间短,不超过 1 分钟,抽搐后精神反应好。一些孩子感冒后可发生中耳炎或鼻窦炎。

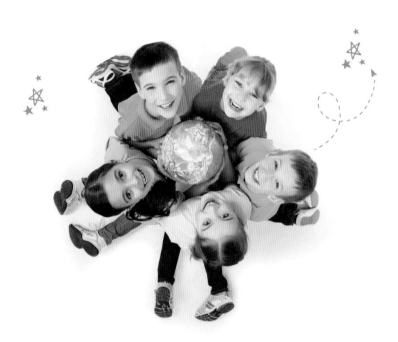

在治疗小儿感冒时需注意哪些方面？

　　小儿感冒的病因绝大多数是病毒感染,尚无确切有效的治疗方法。主要是护理,应尽量让孩子卧床休息,给适宜的喂养和饮食,鼓励孩子多饮水,高热时用物理降温及药物降温。如果孩子在体温退时仍活泼、饮食好、精神像往常一样,无其他异常表现,家长可不必紧张。很多家长常常白天到医院看病,药刚服用 1~2 次,看到孩子体温不降或热度更高时,就认为药物无效,就又带着孩子到医院就诊,有时一天跑几次医院,使大人和孩子都非常疲惫,一般感冒症状包括发热可能持续 2~4 天。但要注意感冒可以是一些疾病如麻疹、水痘等的前驱表现,发热的孩子要注意有无中耳炎、鼻窦炎、支气管炎、肺炎、泌尿系统感染、肠道感染(包括阑尾炎、川崎病、败血症以及脑膜炎)等,故应密切观察患儿有无皮疹、精神和食欲状态以及是否有其他异常表现。若患儿发热持续不退或精神不佳或出现其他异常表现，如耳痛、哭闹、黄鼻涕、咳嗽剧烈、喘息、抽搐、前囟门隆起、眼红、腹痛、特殊体位，以及颈部淋巴结肿大等，应及时到医院就诊。

　　小婴儿感冒时容易鼻堵，如果不影响吃奶和呼吸，一般不给予处理，当吃奶和呼吸受到影响时，应到医院就诊，在医生指导下可鼻用或者全身用药，应避免自行应用中药或者滴鼻药物，引起不适当的后果。

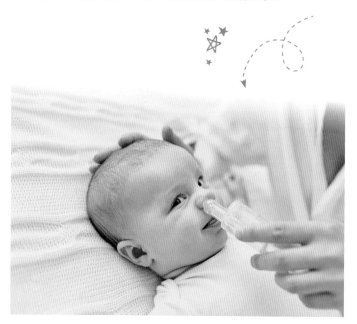

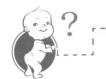

小儿感冒高热不退时
有什么办法降温？

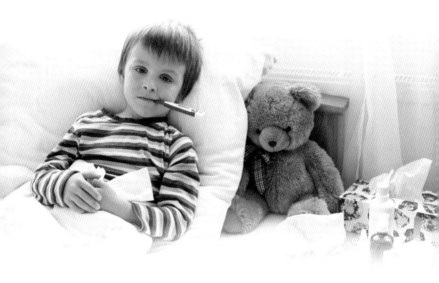

看到孩子高热不退，年轻的父母常常很着急，不知如何处理。有些家长为了发汗，将婴儿捂得严严实实，结果使孩子体温超高，甚至发生惊厥。通常来说，3 个月以内的婴儿发热时，不宜采用药物降温，应采用物理降温，尽量让其少穿一些，头部可给予退热贴，多饮水，并可用温水擦拭颈部、腋窝、大腿内侧、肘窝、腘窝等大血管走行的部位,以及进行温水浴来降温。3 个月以上的孩子,在明确病因的情况下,当体温超过 38.5℃时,可以选用降温药物治疗,能有效减少或预防发热对人体造成的危害。

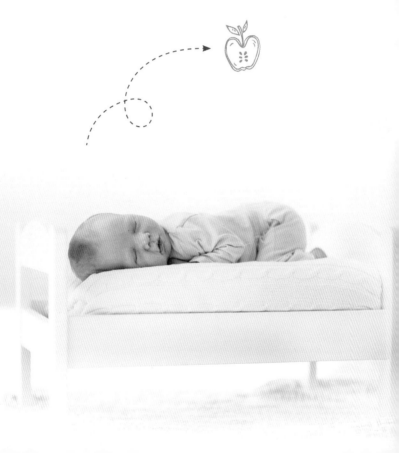

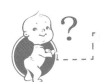

如果普通感冒小儿发热不退，
是否必须输液？

小儿普通感冒 90% 以上是由呼吸道病毒感染所致，而目前医院输液多以抗生素、糖皮质激素类药物等为主，目前对引起普通感冒的病毒（如鼻病毒、冠状病毒、腺病毒、柯萨奇病毒等常见病毒）无特效抗病毒药物，因此，如果普通感冒的诊断明确，判断为病毒引起，孩子体温正常后活泼、精神反应好，无其他不适，则不必输液，但应密切观察病情变化。普通感冒发热的小儿应避免盲目输注抗生素或激素类药物，以免造成抗生素滥用或掩盖病情，延误了诊断及治疗。如果发热持续超过 3 天以上，应去医院进一步诊治。

为什么治疗小儿普通感冒
一般不使用抗生素？

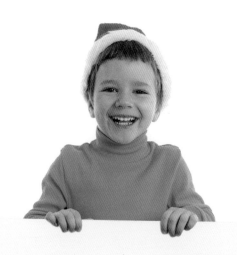

　　引起感冒的病原体主要是病毒，病毒的种类很多，且多数病毒可以被人体免疫系统识别并消灭。所以孩子在患了感冒之后，一般不需要使用抗生素，只要加强护理，适当休息，多喝热水，给予易消化的饮食，大部分都能很快恢复健康。

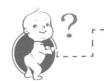

小儿一上幼儿园就感冒，
有哪些原因？
如何护理？

🌼　首先，对刚上幼儿园的孩子来说，上幼儿园使其生活环境发生了很大的变化。孩子最初会感觉不习惯，离开了家人，其内心可能会变得害怕和不安。这种紧张和压力会造成其免疫力下降，感冒病毒自然就容易侵入。

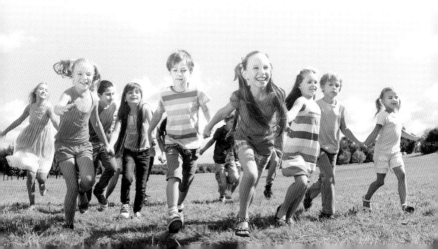

✿ **其次**，幼儿园的人群密度相对家庭要高，一旦有孩子有病毒或细菌感染或者携带，其传染的机会大大增加。孩子新学年开始一般在秋季，秋季天气多变，有些父母担心孩子感冒，就给孩子穿得很厚。幼儿园游戏多，活动量大，孩子穿得太多，很容易出汗，弄湿的衣服贴在身上，孩子就容易受寒着凉，导致感冒。

✿ **最后**，少数孩子自身存在一些疾病，如先天性免疫功能缺陷、原发纤毛运动功能障碍等，需要到医院就诊，这些孩子往往有反复化脓性扁桃体炎或者有常流黄鼻涕、咳嗽有痰、发热时间长等表现。

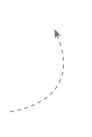

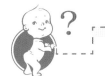

小儿像大人一样夜间打呼噜需要看病吗?

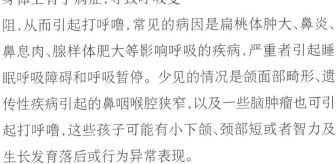

　　打呼噜的症状多发生在大人身上,如果小孩子打呼噜,一般有两种情况:一种情况是白天的时候活动量比较大,身体出现极度的疲劳,导致晚上打呼噜;另一种情况就是身体上有了病症,导致呼吸受阻,从而引起打呼噜,常见的病因是扁桃体肿大、鼻炎、鼻息肉、腺样体肥大等影响呼吸的疾病,严重者引起睡眠呼吸障碍和呼吸暂停。少见的情况是颌面部畸形、遗传性疾病引起的鼻咽喉腔狭窄,以及一些脑肿瘤也可引起打呼噜,这些孩子可能有小下颌、颈部短或者智力及生长发育落后或行为异常表现。

　　如果是第一种情况,一般来说,只要多注意休息,适当地给孩子补充营养来帮助身体恢复,打呼噜的情况就能够改善。

如果是因为感冒引发的鼻炎或者扁桃体肿大,或者有慢性扁桃体肿大、腺样体肥大等情况,需要药物治疗。如果为腺样体肥大,药物治疗的效果不好,还可以采用手术治疗。怀疑颌面部畸形、遗传性疾病引起的鼻咽喉腔狭窄以及脑肿瘤的患儿,应及时到医院就诊。

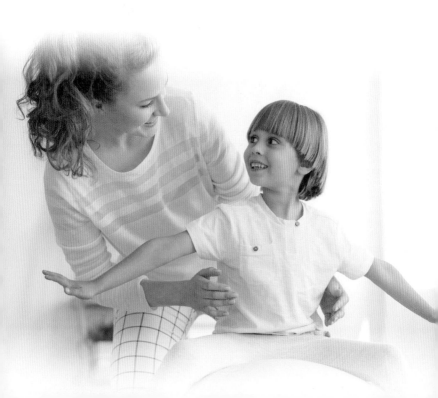

小儿夜间张口呼吸是怎么回事?

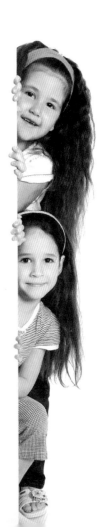

由于小儿鼻咽部比较狭小,当发生腺样体肥大、扁桃体肿大、鼻炎等咽腔和鼻腔阻塞时,会出现张口呼吸,在夜间睡眠时舌及咽部的肌肉放松,造成舌根向后轻度下垂,使呼气时排气受到影响,症状加重。多数夜间张口呼吸的孩子伴有鼾声,由于孩子正在发育,长期张口呼吸可影响颌面部发育,有的孩子还会发生睡眠呼吸暂停,由于缺氧引发很多不良反应。因此,感染控制后仍长时间张口呼吸的孩子,应及时到医院就诊。

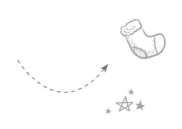

鼻子堵、揉鼻子或经常打喷嚏
是怎么回事？

对于鼻子堵，经常揉鼻子、打喷嚏或流鼻涕的孩子，家长常认为是感冒，尤其是婴幼儿，但应注意其可能为小儿过敏性鼻炎的表现。小儿过敏性鼻炎的鼻部表现比较突出，可连续打喷嚏，以晨起和夜晚明显，常有数次阵发性连续打喷嚏发作，随后伴有鼻塞和流涕，典型者为清水样鼻涕或者黏液鼻涕等。因鼻痒爱揉鼻子，有时

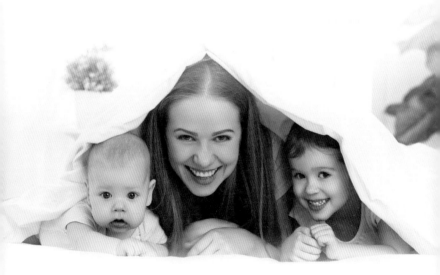

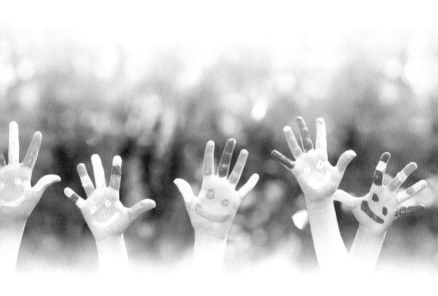

鼻外、软腭、面部和外耳道等处也有发痒,有些过敏性鼻炎儿童可能还会有眼睛痒。也因鼻痒,一些孩子可出现鼻子的怪异动作。由于下眼睑肿胀,有些孩子还会有黑眼圈。另外,小儿过敏性鼻炎多呈季节性,如春秋季、花粉季节或者接触尘螨、霉菌、动物皮毛而诱发,也可常年持续。小儿过敏性鼻炎常有家族过敏史,即父母有过敏性鼻炎、荨麻疹或者湿疹史,有的孩子伴有哮喘或者喘息发作。

小儿感冒后总流鼻涕是什么原因？

伤风感冒常引起流鼻涕。但为什么有的小儿感冒好了还经常流鼻涕？感冒时流鼻涕称为急性鼻炎，此时鼻腔黏膜充血肿胀，腺体分泌增多即形成鼻涕。起初为清水样的，3~5天后渐为黏液或者脓涕，1~2周后可痊愈。以下情况，如急性鼻炎反复发作或未彻底治疗、鼻中隔偏曲、鼻腔用药不当、长期用麻黄碱滴鼻引起药物性鼻炎等，会导致鼻黏膜长期充血、肿胀，甚至肥厚，即为慢性鼻炎，就会经常流鼻涕。另外，有部分小儿为过敏性鼻炎。还有一些患儿合并鼻窦炎，以鼻塞、黏性／脓性鼻涕（黄鼻涕）为主。

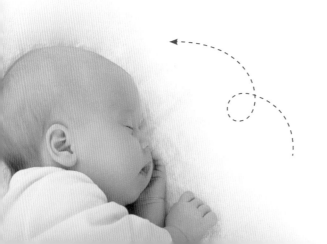

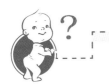

小儿出现声音嘶哑或类似小狗叫声的咳嗽,是喉炎吗?

喉炎多继发于上呼吸道感染(如普通感冒),属于小儿急症。其主要症状是声音嘶哑、犬吠样咳嗽、吸气性喉喘鸣和吸气性呼吸困难。因此声音嘶哑和类似小狗叫的咳嗽是喉炎的典型表现之一。小儿的喉部有其特殊性,其喉腔狭小,喉部黏膜下组织松弛,黏膜淋巴管丰富,极易发生水肿并阻塞喉腔。若喉炎不被及时认识和处理,容易引发呼吸困难,危及生命。喉炎容易向下蔓延,引起气管 - 支气管炎。小儿喉部神经敏感,受到刺激后会发生痉挛,引起呼吸困难,而且其咳嗽功能不强,不易排出喉部气管内的分泌物,容易引起堵塞,也应注意。

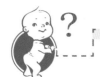

上气道咳嗽综合征是
怎样的一种疾病？

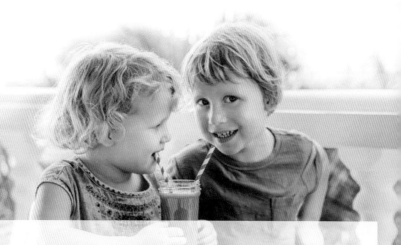

扁桃体肥大、腺样体肥大、各种鼻炎、鼻窦炎等上气道病变可引起慢性咳嗽，统称为上气道咳嗽综合征。主要表现以干咳为主，多为清嗓子咳嗽，晨起或者睡醒后明显。

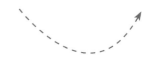

急性有痰的咳嗽有哪些原因?

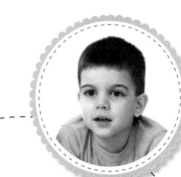

急性咳嗽是指不超过 2 周的咳嗽。如果听到孩子喉咙中有痰声或者咳出痰,为有痰咳嗽。急性有痰的咳嗽最常见的原因有气管炎、支气管炎、肺炎、哮喘、支气管异物。感冒后出现有痰咳嗽一般为气管炎或者支气管炎。肺炎咳嗽多剧烈,影响睡眠和饮食,多伴有发热。哮喘时除有痰咳嗽外,伴有喘息或者呼吸费力、增快。

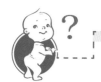

什么是小儿慢性咳嗽？ 原因都有哪些？

小儿慢性咳嗽是指连续咳嗽超过 4 周，为儿科临床常见的症状之一，分干咳和湿咳(有痰咳嗽)。干咳的常见原因包括：百日咳、肺炎支原体感染后咳嗽、咳嗽变异性哮喘(也称过敏性咳嗽)、慢性扁桃体炎、腺样体肥大、慢性鼻炎或鼻窦炎引起的鼻后滴漏综合征(也称上气道咳嗽综合征)。有痰咳嗽最常见鼻窦炎 - 支气管炎综合征，迁延性细菌性支气管炎、肺结核、支气管扩张等。支气管异物、胃食管反流、心理问题等也可引起慢性咳嗽。

小婴儿慢性咳嗽常为生理性过度喂养或者喂养姿势不正确引起的胃食管反流所致，这种小婴儿生长发育好、精神好、吃奶好，无其他异常表现。

为什么孩子总有清嗓子样咳嗽?

　　有些孩子因为患有慢性扁桃体炎、腺样体肥大、慢性鼻炎或鼻窦炎,引起鼻后滴漏(上气道咳嗽综合征),在清晨或者其他时间睡醒时或者睡眠过程中或者体位变化时出现清嗓子样咳嗽,但痰不多,儿童比常人更容易出现鼻后滴漏,一般伴有鼻塞,流涕、鼻腔分泌物增加,咽痒,可出现睡眠打鼾,检查时见咽后黏液附着。上气道咳嗽综合征需要看耳鼻喉科,应用抗组胺药、白三烯受体拮抗剂、鼻用糖皮质激素治疗。

　　一些孩子清嗓子样咳嗽为心理性或者为抽动症,可伴有挤眉弄眼、耸肩等动作。

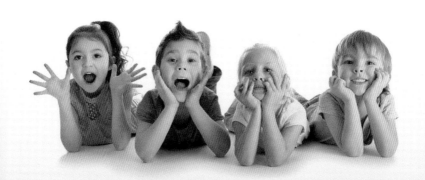

怎样知道小儿慢性咳嗽
是否与心理问题有关?

  心因性咳嗽又称习惯性咳嗽,是小儿慢性咳嗽的病因之一。多发生于学龄期儿童,学龄前期也可发生。典型症状为犬吠样、雁鸣样或为清嗓子咳嗽,一般为干咳。在家长、老师、同学、医务工作者在场时咳嗽明显,当分散注意力(做自己感兴趣的活动)或在夜间睡眠时无咳嗽,体格检查、肺功能检查及胸部 X 线检查均无异常,药物治疗无效,存在心理因素(包括学校恐怖症),家庭因素(家长期待值过高、父母争吵或离异、兄妹意见不合或者缺乏关爱),同学问题等,也可能伴有转换障碍、混合性焦虑与抑郁障碍等,还可与器质性疾病共存,特别是哮喘。

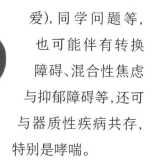

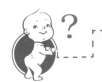

喘息是什么样的表现?
什么情况需要看病?

　　喘息是儿童时期呼吸道疾病中常见的临床症状,常发生于 3 岁以内的婴幼儿,约 1/3 的儿童至少有过 1 次喘息史。喘息是由于气流通过气道狭窄部位形成涡流引起气道壁震动而产生的声音,为患儿呼吸时从气道传出高调蜂鸣声、"咝咝"声、吹哨声或者类似笛声。医师用听诊器在肺部可以听到,称为喘鸣音。可同时出现咳嗽,严重时会伴有呼吸急促、呼吸费力、不愿活动、不愿说话或者烦躁。

　　引起喘息的病因很多,在婴幼儿最常见的病因是毛细支气管炎,多由呼吸道合胞病毒感染引起,其次是哮喘。此外,气道异物、胃食管反流、支气管炎、肺炎、支气管结核等亦是喘息的常见病因。少见的病因有牛奶过敏、气管/支气管发育异常、先天性血管发育异常压迫气管/支气管、闭塞性细支气管炎和支气管肺发育不良等。罕见的病因有免疫缺陷病、囊性纤维化等。凡是出现喘息,尤其是重症喘息,出现呼吸困难或者2次以上喘息发作者,需到儿童呼吸专科就诊。

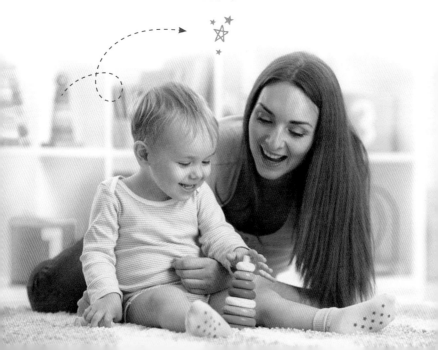

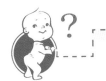

呼吸困难是什么样的?
为何必须到医院就诊?

呼吸困难主要表现为呼吸急促、呼吸费力,呼吸时可观察到患儿伴有两侧的鼻翼扇动,脱掉患儿上衣后可观察到胸骨上窝、锁骨上窝及两侧肋间隙因呼吸费力而出现了吸气时的凹陷(三凹征)。呼吸困难的患儿可伴有拒奶、呕吐、脱水、精神差、烦躁、嗜睡,甚至昏迷等表现。

儿童呼吸困难的常见病因很多,主要原因包括急性喉炎、喉水肿、喉痉挛、毛细支气管炎、哮喘急性发作、重症肺炎、气道异物吸入、气胸、先天性心脏病等。呼吸困难是急重症,有可能发生呼吸衰竭,甚至呼吸停止,因此,一旦出现,必须迅速到就近医院就诊。

祛痰药和镇咳药的区别是什么？

祛痰药和镇咳药的作用不同。祛痰药是一类能使痰液变稀、黏稠度降低而易于咳出的药物。镇咳药按其作用部位和机制分为中枢性镇咳药和外周性镇咳药两大类。咳嗽是一种保护性反射活动，咳嗽能清除呼吸道内的黏液、异物，在排出后咳嗽症状多减轻或缓解。如痰液较多(如慢性支气管炎、支气管扩张等)，单用镇咳药将使痰液滞留在气道，可引起气道堵塞和呼吸困难，痰液滞留可引起细菌感染，加重病情，因此不仅无益而有害，此时要慎用镇咳药。因此，只有在无痰或少痰而咳嗽频繁、剧烈时才应用镇咳药。

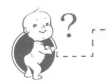

雾化药物有哪些?
做雾化时有哪些注意事项?

常用的雾化药物有 β_2 受体激动剂——沙丁胺醇、特布他林;M 胆碱受体拮抗剂——异丙托溴铵;肾上腺皮质激素——布地奈德;化痰药物——乙酰半胱氨酸。

做雾化时要注意以下几点:

❀ **体位问题**:雾化吸入前患儿应处于坐位、半坐位或侧卧位,尽量避免仰卧位。必要时抬高床头 30° 方可采取仰卧位进行雾化吸入治疗。

❀ **注意病情**:对憋喘、呼吸道不通畅和缺氧严重,以及肺炎合并心力衰竭的患儿,应注意先改善上述症状,加大吸氧量后再予以雾化吸入,并且注意吸入时间宜短不宜长,每次 5 分钟左右。当病情不允许 1 次吸完时,切不可

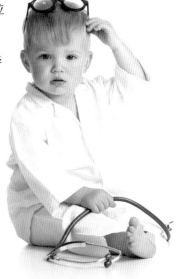

强行 1 次吸完,防止因此而加重患儿的缺氧状态。

　　🌼 **护理:**雾化吸入期间要注意观察患儿的病情变化。如果出现咳嗽、气促等症状,就应立即停止雾化吸入,加大吸氧量,拍背,喂清水,待症状缓解再考虑下一次雾化吸入治疗。同时检查雾化液温度、剂量及体位是否合适,必要时进行调整。

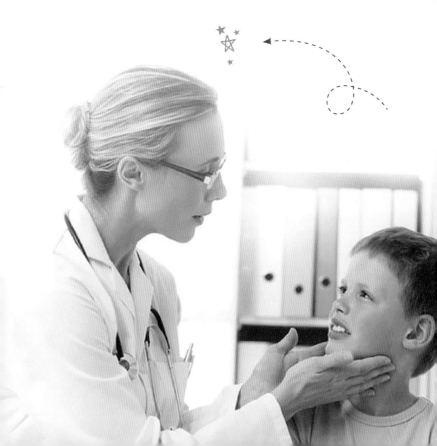

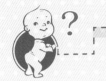

什么是鼻腔冲洗？
鼻腔冲洗有哪些用途？

鼻腔冲洗是用洗鼻器清洗鼻腔。鼻腔冲洗借助于生理盐水自身的杀菌作用及水流的冲击力清洗鼻腔内部,将鼻腔内甚至是鼻窦内聚集的大量过敏原、细菌、病毒和脓涕等污垢排出,给鼻腔一个干净清爽的环境,从而使鼻腔恢复正常的生理环境,恢复鼻纤毛的功能及鼻腔的自我排毒功能,达到保护鼻腔的目的。

洗鼻器通常借用一定压力(或吸,或用重力,或用机械压力)将生理盐水送入鼻孔,流经鼻前庭(露在头部外面的部分)、鼻窦、鼻道绕经鼻咽部,或从一侧鼻孔排出,或从口部排出。

鼻腔冲洗已被广泛应用于鼻腔及鼻窦的各种疾病的治疗中,包括急性和慢性鼻、鼻窦炎,变应性和非变应性鼻炎,非特定的鼻腔症状(如鼻涕后流),鼻中隔穿孔,鼻腔术后,鼻腔放疗后等情况。由于具有良好的疗效和耐受性,受到了医师和病人的欢迎。

对于一般的过敏性鼻炎,经常冲洗鼻腔可增加鼻腔对过敏物的耐受性,并可逐渐地使鼻腔对过敏物失去过敏反应。研究发现,对于变应性鼻炎用高渗盐水冲洗鼻腔能够明显改善病人症状,减少口服抗组胺药的使用,建议季节性变应性鼻炎病人在有花粉的季节应用高渗盐水冲洗鼻腔;鼻腔、鼻窦等部位术后应用鼻腔冲洗可以明显减轻病人黏膜水肿、痂皮形成等不良反应;鼻息肉患儿行鼻内镜术后应用鼻腔冲洗和局部糖皮质激素喷鼻能够巩固鼻内镜手术的疗效,降低复发概率。

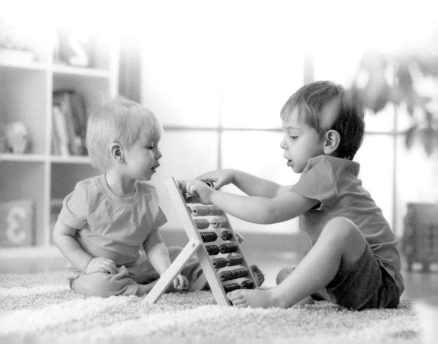

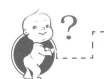

疫苗可以预防肺炎吗?

肺炎链球菌肺炎是我国儿童细菌性肺炎最常见的类型,严重时可引起肺组织坏死和胸腔化脓,细菌可进入血液,通过血液流动播散到全身,引起肺组织以外的脏器感染,导致脑膜炎、心包炎、脓毒血症和感染性休克等,造成少数儿童死亡或者有听力下降等后遗症,因此国内推荐应用肺炎链球菌疫苗,该疫苗可预防由部分肺炎链球菌引起的肺炎(故简称肺炎疫苗),但对病毒性肺炎、其他细菌感染引起的肺炎,以及肺炎支原体肺炎没有预防作用。另外,流感疫苗可预防同型流感病毒引起的肺炎。

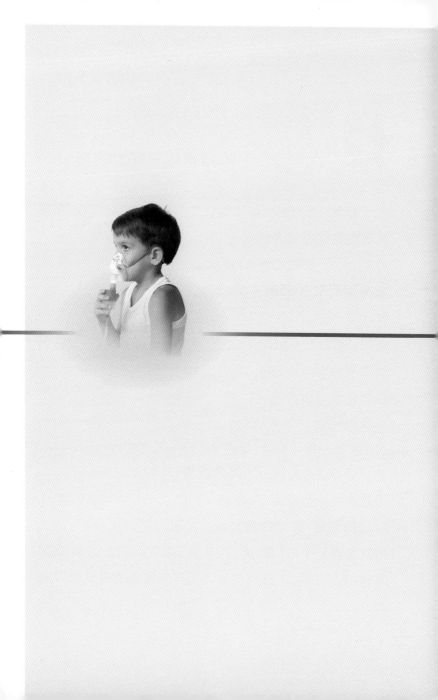

PART 2

门诊健康教育指导

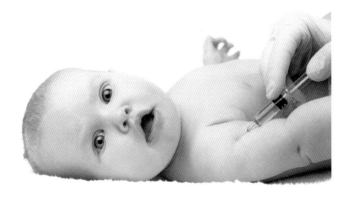

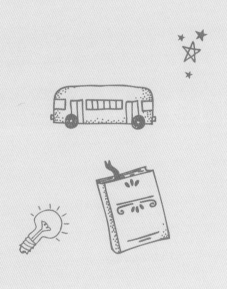

流行性感冒与普通感冒
有哪些区别？

第一，两种疾病的病原体不同。流行性感冒简称流感，由流感病毒引起。流感病毒包括甲型、乙型和丙型三种；普通感冒主要由呼吸道其他病毒，如鼻病毒、冠状病毒、腺病毒等引起，不到 10% 的病例由细菌或支原体等引起。

第二，两种疾病的临床表现不同。流感有季节性，见于每年秋冬季节，有流行性，孩子一般有流感病人接触史，以全身症状，如畏寒、发热、头痛、全身酸痛、精神和食欲不佳等为主，可并发肺炎和脑病等。普通感冒全年均可发生，主要表现为打喷嚏、流鼻涕等上呼吸道症状，婴幼儿可有发热，一般 3～5 天痊愈，全身症状相对轻，热退后精神好。

哪些方法可预防流行性感冒？

以下方法可以预防流行性感冒：

❀ 接种流感疫苗：在流行性感冒高发的季节前带孩子去医院接种流感疫苗。每年流行的流感病毒的病毒株不一样，防疫部门会根据世界卫生组织预测的当年可能流行的病毒制成疫苗。因此，建议每年9~10月接种流感疫苗。

❀ 采用药物预防：与流感病人接触后，可口服奥司他韦预防。

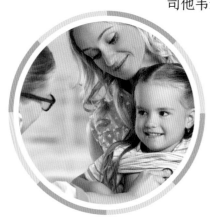

❀ 养成良好的卫生习惯：尽量避免到人多、通风不良的公共场合，室内多通风，勤洗手。家里的流感病人在接触孩子时应正确戴口罩和洗手。

咽峡炎和咽结合膜热是什么病？
如何护理？

　　咽峡炎和咽结合膜热属于特殊类型的上呼吸道感染，与普通上呼吸道感染不同的是，这两种疾病都以发热、咽痛、咽峡部疱疹、结膜炎为特征，而不伴有鼻塞、流涕、喷嚏、咳嗽等症状。

　　咽结合膜热是一种腺病毒引起的病毒性疾病。以5~7岁儿童多见，可在儿童集体机构中流行或者在游泳池流行。孩子多出现高热、咽炎、眼睑红肿及结膜充血的症状，耳后、双侧颈及下颌下淋巴结肿大，有时伴胃肠道症状。病程为自限性，持续1~2周，一般无后遗症，少部分患儿可并发腺病毒肺炎。

　　疱疹性咽峡炎多发病于夏、秋季节。病原体为柯萨奇病毒、埃可病毒或肠道病毒。起病急骤,表现为突然高热、咽痛、流涎、厌食、呕吐等。体检时可发现咽部充血,在咽腭弓、悬雍垂、软腭的黏膜上可见数个甚至数十个直径 2～4mm 的、灰白色的疱疹,周围有红晕,1～2 天后破溃形成小溃疡。疱疹也可发生于口腔的其他部位。主要通过呼吸道、肠道(粪口)传播,如经由污染的手、食品、衣服、用具等传染。2～10 岁的孩子均可发病,多见于婴幼儿。本病也为自限性疾病,预后良好,病程 1 周左右。

这两种疾病在治疗上主要是对症处理,进行药物和物理降温,局部可喷药物减少疼痛和炎症,补充维生素 C,保护胃肠道,有脱水的孩子应适当补充液体。

护理上注意要和家中其他健康儿童隔离,避免交叉感染。让患儿充分休息,保持其周围良好的环境。让其多饮水,补充维生素 C,进食易消化的半流食,不要吃过热的食物,以免加重口腔的疼痛。注意口腔卫生,保持口腔清洁。观察孩子有无脱水或其他不适,密切注意患儿的发热情况,体温超过 38.5℃时可口服对乙酰氨基酚或布洛芬等退热药,并结合物理降温。有高热惊厥史的孩子,体温超过 38℃时,应积极降温。病程具有自限性,一般在 3～7 天体温恢复正常,口腔溃疡基本愈合。不要滥用抗生素治疗。

急性化脓性扁桃体炎
抗生素需服用多久?

急性化脓性扁桃体炎的主要致病菌是乙型溶血性链球菌。发病时需及时予以抗生素治疗,青霉素为首选,也可用二代头孢菌素等。若患儿对青霉素过敏,可用阿奇霉素或红霉素等。根据病情轻重,可口服或者静脉滴注。疗程要足够,一般疗程为 10～14 天,以预防风湿热等并发症。

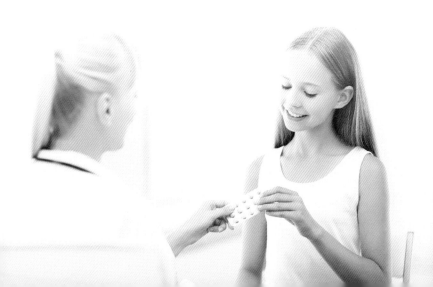

为什么一些小儿的
扁桃体总是发炎?

正常人的咽部、扁桃体隐窝内存留着某些病原体。扁桃体内的温度、湿度很适合细菌繁殖,但在机体防御能力正常时不发病。当人体抵抗力降低时,病原体大量繁殖,毒素破坏隐窝上皮,细菌侵入便会引发扁桃体炎症。受凉、潮湿、过度劳累、有害气体刺激、饮食不当、上呼吸道有慢性病灶等均为诱因。急性化脓性扁桃体炎如果治疗不彻底,例如疗程不足,可导致反复发作或者导致腭扁桃体隐窝引流不畅,甚至可逐渐演变为扁桃体慢性炎症。少数患儿是由于免疫功能缺陷而引起扁桃体反复发炎。

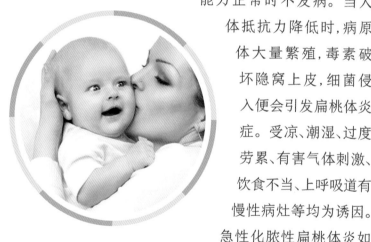

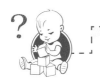

反复或者长期鼻窦炎的
孩子应注意什么?

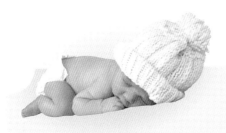

　　鼻窦炎的主要表现为流黄色脓鼻涕。急性鼻窦炎一般由感冒引起,多由病毒感染引起,持续不超过4周。少数由细菌感染引起。若孩子反复或者长期流黄色脓鼻涕,要注意寻找原因。如是否为急性鼻窦炎治疗不彻底,有无鼻部结构异常、原发免疫缺陷病、原发纤毛功能障碍、囊性纤维化等原因。应注意护理。家长有鼻窦炎时要积极治疗,一定要先洗手再护理孩子。孩子要勤洗手,以免细菌在揉鼻子过程中上传至鼻窦。

喉炎的表现和危险性有哪些？
如何治疗和护理？

喉炎为喉部黏膜弥漫性发炎,患儿可以出现发热、声音嘶哑、犬吠样咳嗽,重者可以出现喉鸣(吸气时喉部有异常声音)、吸气性呼吸困难等临床表现,严重时可出现严重喉部梗阻,患儿出现呼吸时胸骨上及锁骨上明显凹陷,或者呼吸时出现进气困难、口周发绀、烦躁不安、面色苍白、心率加快等表现,如不及时进行抢救,可迅速引起窒息死亡。治疗时应保持呼吸道通畅,如果缺氧则吸氧,口服或者静脉使用糖皮质激素,也可雾化吸入糖皮质激素。如果患儿缺氧严重,需及时做气管切开术。如果在家发生,应及时服用糖皮质激素,密切观察病情变化,及时到医院就诊。

喉软化有什么样的表现？
用不用治疗？

喉头软化症是由于先天性的喉部软骨发育不全而导致喉部组织结构支撑不够所致。宝宝出生不久后，就可听到吸气时嗓子有"呼噜、呼噜"的声音（医学上称为喉喘鸣）。当宝宝2月龄左右时，更容易听到典型的喉喘鸣，尤其在宝宝哭闹不安、用力吃奶、平躺、上呼吸道感染时，声音会更加明显。

轻微的喉软化大多不需要治疗，而且随着喉软骨的发育成熟，症状在2岁左右就会消失。如果症状较为严重，多为其他疾病伴发（某些综合征的表现，与基因和染色体异常有关，称症候群），这种情况下喉喘鸣明显，吸气时胸骨上明显凹陷，尤其是夜间可造成缺氧，应给予家庭氧疗，有条件的话，可给予家庭用无创呼吸机治疗。喉软化严重时，容易并发其他病症，如反复肺炎，也可并发胃食管反流，从而增加宝宝呛奶和患吸入性肺炎的危险，建议前往医院就诊。

小儿反复呼吸道感染如何判断？
由哪些原因引起？

小儿反复呼吸道感染的诊断标准为：年龄在0~2岁的儿童，每年反复上呼吸道感染7次或反复气管/支气管炎3次或反复肺炎2次；3~5岁的儿童，每年反复上呼吸道感染6次或反复气管/支气管炎2次或反复肺炎2次；5~14岁的儿童，每年反复上呼吸道感染5次或反复气管/支气管炎感染2次或反复肺炎2次。要注意的是，两次呼吸道感染的间隔时间至少应在7天以上，若上呼吸道感染次数不够，可以将上、下呼吸道感染次数相加，反之则不能，若反复感染是以下呼吸道为主，则定义为反复下呼吸道感染。需连续观察1年以确定次数。反复肺炎是1年内反复患肺炎2次，肺炎需由肺部体征和影像学证实，两次肺炎诊断期间肺炎体征和影像学改变应完全消失。符合上述标准的儿童才能诊断为反复呼吸道感染。

　　小儿反复呼吸道感染病因复杂,除了与小儿时期本身的呼吸系统解剖生理特点以及免疫功能尚不成熟有关外,微量元素和维生素缺乏、环境改变、慢性气道病灶、轻度免疫功能缺陷等是反复上呼吸道感染的常见原因。反复下呼吸道感染,尤其是反复肺炎的患儿,多数存在基础疾病,如支气管异物、支气管扩张、先天性肺发育畸形、免疫缺陷病,以及原发性纤毛不动综合征等。反复支气管炎或肺炎的孩子也有可能是哮喘或肺泡出血或者过敏性肺炎的误诊,家长应观察孩子有无喘息、呼吸困难、贫血等,注意是否支气管炎或肺炎发作与某些环境接触有关。

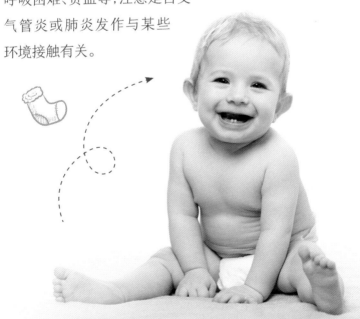

支气管炎是怎么回事？
常见病因有哪些？

　　支气管炎是指支气管黏膜及其周围组织的感染。支气管炎在小儿时期很常见，一年四季均可发病，但以冬、春季较多见。起病较急，有感冒前期症状，如鼻塞、流涕、喷嚏等，以后逐渐出现断断续续的干咳。随着病变的发展，支气管分泌物增多，可有咳痰，为白色黏痰或

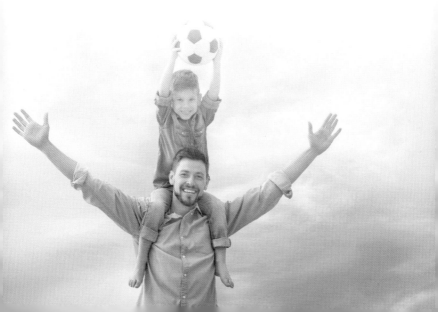

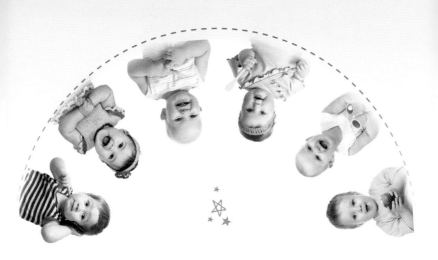

者脓痰。年龄大些的孩子可以咳出痰,但婴幼儿不会把痰咳出来,常常咽下,因而不易观察到。发病时伴或不伴发热。也可伴有喘息、呼吸急促、食欲缺乏、呕吐、腹泻、腹痛等症状。

凡能引起上呼吸道感染的病原体均可引起支气管炎,病原为病毒、细菌、肺炎支原体或两者之间混合感染,其中以病毒感染为主,包括呼吸道合胞病毒、流感病毒(A 型、B 型)、副流感病毒(1 型、2 型、3 型)、腺病毒、鼻病毒等。

"支气管炎"的小儿出现喘息或呼吸增快,可能有其他问题吗?

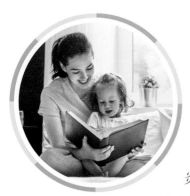

患有支气管炎的小儿,一旦出现喘息、呼吸增快,需警惕以下疾病:①毛细支气管炎、肺炎等;②哮喘发作(尤其是在家族成员中有过敏性疾病者,如哮喘、过敏性鼻炎、荨麻疹等疾病者);③先天性心肺发育畸形(尤其是长期反复喘息、雾化等治疗后疗效不佳的小儿);④支气管异物吸入(例如花生等误食后发生呛咳而进入气道);⑤心脏病引起心源性哮喘;⑥胃食管反流(喘息多发生于夜间、饱食后,可有吞咽动作)等。

所以,当患有支气管炎的小儿合并喘息表现时,需尽快去医院就诊,以免贻误病情。

喘息性支气管炎为何
需要长期观察?

喘息性支气管炎常发生于婴幼儿,是一种过敏性质的、常与呼吸道感染有关的疾病。多发生于 3 岁以内的婴幼儿,患儿常有湿疹及其他过敏史。尤其肥胖的婴幼儿多发。病程较长,有反复发作史。一般来说,30%～40% 婴幼儿病毒感染后会出现第一次喘息,临床诊断为毛细支气管炎,而第二次病毒感染后出现喘息,称为喘息性支气管炎。患儿病毒感染后是否出现喘息可能与该患儿自身的状态(如是否为过敏体质等)关系密切。出现喘息的患儿今后可能还会继续出现喘息,也可能发展成哮喘,所以需要长期观察。

迁延性细菌性支气管炎
是怎么回事？

迁延性细菌性支气管炎是慢性湿性(有痰)咳嗽的原因之一。患儿表现为长时间(大于 4 周)的有痰的咳嗽,病初可有发热等细菌感染的表现,一般不伴有其他症状(如呼吸困难、喘息、咯血等)。在排除了其他可能合并的疾病(如先天性心脏病、异物吸入、免疫缺陷等)后,如果抗生素有效,痰培养 / 支气管灌洗液培养见单一细菌检出时,就需要考虑迁延性细菌性支气管炎的可能。一些患儿合并鼻窦炎。

迁延性细菌性支气管炎为感染性疾病,治疗需要应用足疗程抗生素,一般至少需要应用抗生素 2~4 周。

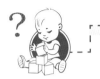

什么是毛细支气管炎？
此类患儿应如何治疗？

　　毛细支气管炎是 2 岁以下婴幼儿特有的呼吸道感染性疾病，与该年龄呼吸道的解剖生理特点有关。其病变主要发生在肺部的细小支气管，也就是毛细支气管，所以病名为"毛细支气管炎"，现在也称急性细支气管炎，是小儿常见的一种急性下呼吸道感染。呼吸道合胞病毒感染是毛细支气管炎最常见的病因。呼吸道合胞病毒可以通过呼吸道分泌物传播，还可通过被污染的物体传播，感染者为传染源。每年均有流行，但流行的季

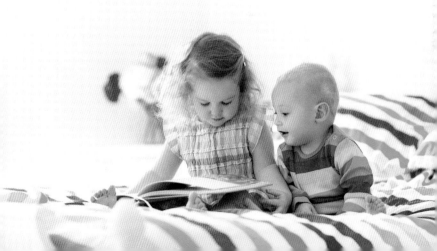

节及严重程度各异。在我国，北方多见于冬季和初春，广东、广西则以春夏或秋季为多。呼吸道合胞病毒传播广泛，2岁以下儿童多有感染。

毛细支气管炎患儿的临床症状有的轻、有的重，轻症患儿仅有咳嗽和喘息症状，不影响日常生活，重症患儿一般在感冒1～3天后出现剧烈咳嗽，有明显喘息，鼻翼扇动，吸气时胸骨上、胸廓肋间隙有凹陷，面色苍白，可进展为呼吸衰竭。本病最危险的时期是咳嗽及呼吸困难发生后的48～72小时，病程一般为5～15天，平均7～10天。

轻症者无需特殊治疗，一般在家观察，补充足够液体即可，重症者要住院治疗。大部分患儿预后良好，但如果是早产儿，或有先天性心脏病、支气管肺发育不良、免疫缺陷等基础疾病，病情一般较重。部分患儿日后会出现反复喘息，最后发展为哮喘。

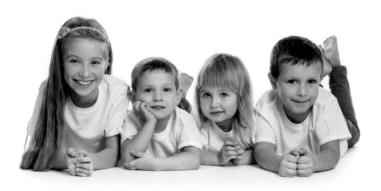

毛细支气管炎患儿应如何护理？

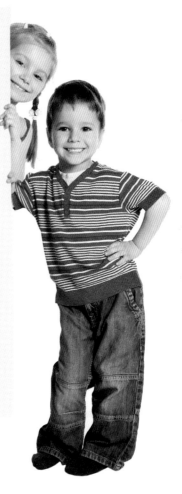

❀ **翻身拍背**：患儿咳嗽、咳痰时，表明支气管内分泌物增多。如果是婴幼儿，除拍背外，还应帮助其勤翻身，每 1~2 小时 1 次，使患儿保持半卧位，有利于痰液排出。

❀ **退热**：如果体温在 38.5℃以下，可用温水擦拭，进行物理降温；如果体温在 38.5℃以上，应使用药物降温。

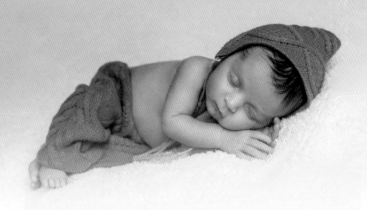

🌼 **保持良好的生活环境**：患儿所处居室要温暖、通风、采光良好，并且空气要有一定的湿度，防止过于干燥。家中吸烟者最好戒烟或去室外吸烟，防止烟雾对患儿产生不利影响。

🌼 **观察患儿的病情变化**：有无喂养困难、高热、呼吸频率加快和／或呼吸功增加（胸骨上、胸廓肋间隙有凹陷、鼻翼扇动）、痰液堵塞、脱水、精神差（无精打采），这些为重症表现，需要及时就医。

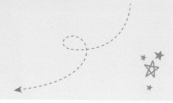

如何判断小儿是否得了肺炎？

肺炎常见临床表现为发热、咳嗽、咳痰，也可伴有喘息、气促。新生儿及小婴儿肺炎有时没有发热，甚至没有咳嗽，而仅表现为吃奶时易呛奶、嘴里吐沫或吐泡泡、嗓子有呼噜声、哭闹、拒奶等。无论年龄多少，肺炎严重时都可观察到精神差、呼吸频率加快和／或呼吸功增加（胸骨上、胸廓肋间隙有凹陷、鼻翼扇动）、口周面色发青、脱水、拒食。医师进行肺部体检后，必要时可对患儿行肺部影像学检查，并结合患儿临床表现，才可最终做出肺炎的诊断。

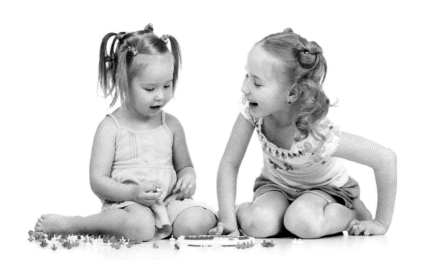

如何判断小儿是否得了
肺炎支原体肺炎？

肺炎支原体肺炎也称支原体肺炎,常发生于学龄儿童或年长儿,大多数为 5 岁以上儿童,小于 2 岁的儿童很少发病。得了支原体肺炎的孩子多数有发热,一般有咳嗽。本病的特征为干咳剧烈,为一阵阵地咳嗽,有的类似百日咳,咳嗽可影响睡眠。以后多有痰。一些孩子有喘息表现。医生听诊早期不容易在肺部听到类似水泡的湿性啰音(也称水泡音)。发病早期查血常规白细胞和 C 反应蛋白一般正常,胸片检查显示肺内有斑片状影或者片影,大多数一周后支原体抗体为阳性,可确诊为支原体肺炎。由于支原体肺炎在早期很少出现水泡音,医生不易通过听诊确诊,只能根据年龄和咳嗽特点怀疑本病。

细菌性肺炎有什么样的表现？
如何治疗？

　　典型的细菌性肺炎为持续高热、咳嗽，多数有痰，多为黄脓痰，可伴有胸痛。医生在肺部听诊时可听到类似水泡音的湿啰音，发病早期查血常规白细胞和 C 反应蛋白升高。治疗主要是应用病原菌敏感的抗生素进行抗感染治疗，抗生素应用疗程要足，其他治疗包括退热、祛痰和营养等，有胸水者还需要抽脓或者下管到胸腔以引流脓液。

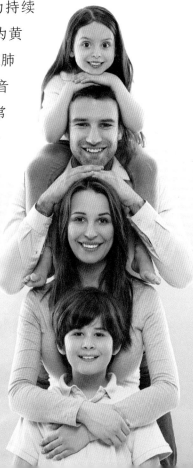

病毒性肺炎是怎么回事？
可用抗病毒药物治疗吗？

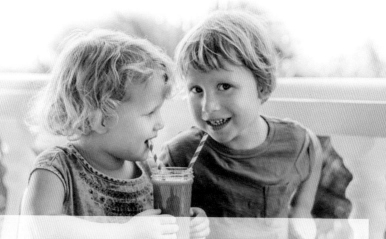

病毒性肺炎，顾名思义，就是病毒感染由上呼吸道向下蔓延到肺，引起肺部的炎症。目前除针对流感病毒的药物以外，其他抗病毒药治疗病毒性肺炎的疗效并不确切，不建议采用。病毒性肺炎的治疗主要是对症和支持治疗，对症治疗有退热、祛痰和治疗喘息，加强呼吸道管理，支持治疗包括吸氧和营养等。

先天性心脏病合并肺炎
会很严重吗?

先天性心脏病是胎儿期心脏及大血管发育异常而致的先天畸形,一些畸形如不治疗,约 1/3 的患儿在出生后 1 年内死亡,其中很多患儿死于肺炎。由于心脏和肺部之间相互影响,所以一般来说,先天性心脏病患儿特别是存在左向右分流的先天性心脏病(如大的房间隔缺损、室间隔缺损、动脉导管未闭等)的患儿,肺血流增多,更易患肺炎,合并肺炎后病情都会较正常儿童的肺炎严重,容易发生心力衰竭和呼吸衰竭,治疗更困难。先天性心脏病合并肺动脉高压的患儿得肺炎后病情更重,可发生肺动脉高压危象,血液

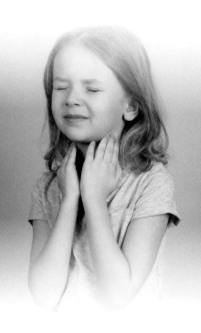

几乎不能达到肺动脉,患儿有死亡危险。因此,先天性心脏病患儿一旦发生肺炎,建议住院治疗,轻的先天性心脏病合并肺炎即使不够住院标准,家长也应密切观察病情变化,如果精神变差、呼吸增快应及时到医院就医。

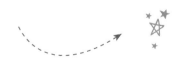

孩子为什么会得肺结核?

　　肺是结核分枝杆菌感染和致病最常见的部位。肺结核传染途径主要是飞沫传播——人在说话、咳嗽、喷嚏时向空气中排出大量飞沫,吸入这些飞沫就可能致病。孩子接触患有活动性肺结核的成人或者同学等即有可能感染结核分枝杆菌而患肺结核。

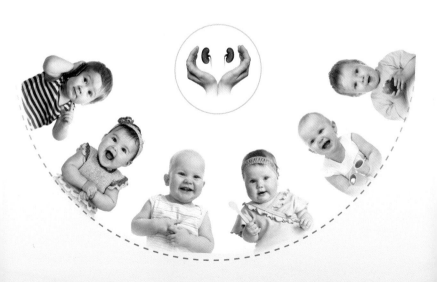

儿童肺结核有哪些表现？
对小儿有什么样的危害？

儿童肺结核病人通常有较密切的结核病接触史,起病可急可缓,多有发热,虽然低热是肺结核的典型表现之一,但儿童以低热发病的较成人少见,呼吸道症状有咳嗽、咳痰、咯血。有的孩子出现盗汗、乏力、食欲缺乏、消瘦等,既往称为结核病中度症状,但现在这些表现少见了。儿童肺结核的病程较长,呈慢性,往往咳嗽不愈。

小儿的免疫力较低,感染的结核分枝杆菌易发生血行播散并引发结核性脑膜炎,严重危害小儿的身心健康。此外,小儿时期感染结核是成年期继发结核病的主要原因。

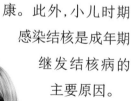

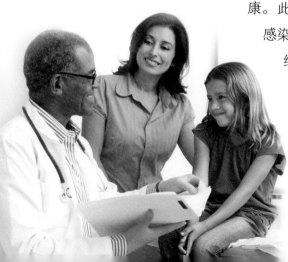

服用抗结核药物应注意什么？

服用抗结核药物应注意:

⚙ **严格遵守抗结核药物的使用原则:**早期、适量、联合、规律和全程。

⚙ **注意服药剂量和方法:**目前抗结核药物缺乏儿童剂型,一般为片剂或胶囊,应保证

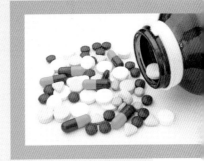

药物剂量准确,并在治疗过程中根据体重增加及时调整用药剂量。结核分枝杆菌的繁殖周期为 14～22 小时,所以一般可每天给药 1 次。异烟肼和利福平应在清晨空腹顿服。

❀ 治疗中必须定期随访,监测药物副作用:异烟肼、吡嗪酰胺和利福平的主要副作用为肝脏损害。异烟肼还可引起末梢神经炎。吡嗪酰胺可引起高尿酸血症。服用利福平后尿液、唾液、汗液、泪液等排泄物可呈橘红色。链霉素可引起肾和听神经损害。乙胺丁醇可引起视神经炎。因此应根据用药情况定期进行肝、肾功能检查,血常规检查,视力检查和听力检查。必要时加用保肝功能的药物或停药。

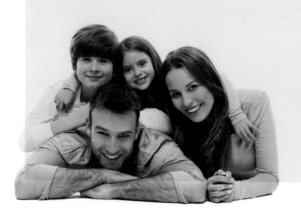

哮喘是怎么回事?
怎么知道孩子可能有哮喘?

支气管哮喘(简称哮喘)是由多种细胞和细胞组分共同参与的气道慢性炎症性疾病。这种炎症性疾病导致气道具有高反应性,接触刺激因素后气道出现阻塞及气流受限,出现反复发作的喘息、气促、咳嗽等症状,常在夜间和 / 或清晨发作或加剧,多数患儿可经治疗缓解或自行缓解。慢性咳嗽有时是儿童哮喘的唯一症状,即为咳嗽变异性哮喘。严重的患儿可表现为呼吸困难、烦躁不安或语言不连贯。如完全不能说话或意识丧失,则为哮喘危急状态,可迅速危及生命。

支气管哮喘是儿童最常见的慢性呼吸道疾病之一,不同地区和种族的患病率有很大的差别,发达国家通常高于发展中国家,城市高于农村。哮喘发作有季节性,春、秋季发病率较高,寒冷地区比温暖地区发病率高。哮喘病因复杂,危险因素很多,由遗传和环境因素共同作用致发病。约20%患儿有家族史。多数患儿有湿疹、过敏性鼻炎或／和食物(药物)过敏史;发病常与环境因素(过敏原吸入、感染、环境污染、香烟暴露等)有关。

喘息的儿童如有以下表现时应高度提示哮喘:

🌼 多于每月1次的频繁发作的喘息。

🌼 活动诱发的咳嗽或喘息。

🌼 非病毒感染导致的间歇性夜间咳嗽。

🌼 喘息症状持续到3岁以后。

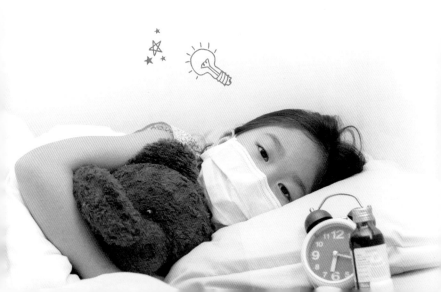

支气管哮喘是如何诊断的？
咳嗽变异性哮喘指什么？

支气管哮喘主要是通过患儿反复咳嗽喘息的临床表现及医师检查时听到两肺有喘鸣音而诊断。由于引起儿童反复喘息的原因很多，因此在诊断哮喘时要注意除外其他疾病。有些病例单凭病史就能诊断，如有反复发作的喘息、气急或咳嗽的病史，经治疗缓解或自行缓解。绝大多数为过敏性体质，或由运动、感染诱发。哮喘可用 β-受体激动剂、氨茶碱等药物缓解病情，而且，如果用这些药物有效，也提示哮喘的可能性大，特别是当症状容易与其他疾病混淆时更有助于明确。

当然，确切的哮喘诊断仍需要由专业的儿科医师在检查后做出。如在哮喘发作时，听诊可有呼气相的哮鸣音，伴呼气延长，出现奇脉（即吸气时脉搏显著减弱或消失）等。常用的辅助检查有肺功能检查，过敏原、血 IgE 检测等。

临床上还有一种特殊类型的哮喘，叫咳嗽变异性哮喘，也称为"不喘的哮喘"。该病的临床特点主要是反复咳嗽 4 周以上，肺内听不到喘鸣音，按哮喘治疗有效。具体诊断标准为：①咳嗽持续 > 4 周，常在夜间和清晨发作或加重，以干咳为主；②临床上无感染征象，或经较长时间抗生素治疗无效；③抗哮喘药物诊断性治疗有效；④排除其他原因引起的慢性咳嗽。

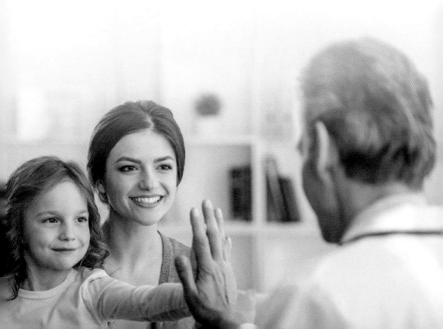

支气管哮喘必须查过敏原吗?
过敏原检查的意义是什么?

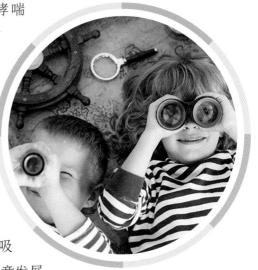

儿童支气管哮喘往往与过敏体质有关。应积极寻找和回避过敏原,尽量减少接触过敏原的机会,是防止哮喘反复发作和加重、控制哮喘的重要一环。吸入变应原致敏是儿童发展为持续性哮喘的主要危险因素,儿童早期食物致敏可增加吸入变应原致敏的危险性,并可预测持续性哮喘的发生。因此过敏原检测至关重要。其重要意义在于为进一步开展特异性免疫治疗、减少哮喘发作或有效控制哮喘发作提供依据。

小儿支气管哮喘常见的过敏原有哪些?

小儿支气管哮喘常见的过敏原包括食物类过敏原和吸入性过敏原两大类。食物类过敏原包括奶制品、禽蛋类、海产品、花生、芝麻、棉籽等油料作物、豆类及坚果类、水果类及某些肉类、其他食物及食品添加剂等。吸入性过敏原主要分室内过敏原和室外过敏原:室内过敏原包括灰尘、尘螨、真菌和蟑螂等;室外过敏原主要包括花粉和真菌等。

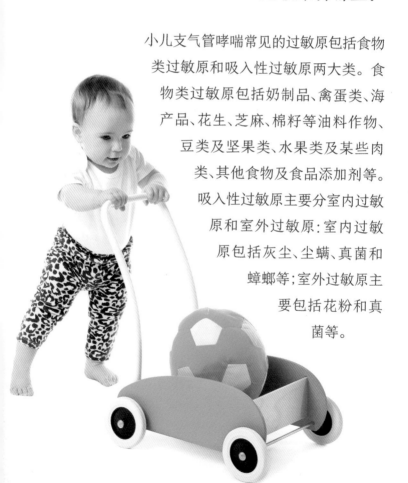

避免接触过敏原的措施有哪些?

避免接触过敏原的前提是要明确过敏原。怀疑孩子有过敏时,最好到医院进行过敏原检测。过敏原检测明确过敏原后,生活中就要多加注意,应尽量清除及避免接触这些过敏原。

对于食物过敏,在明确过敏原后,要避免进食过敏性食物。对于母乳喂养的孩子,母亲要回避过敏性食物;对于配方奶喂养的孩子,要选择低敏配方奶粉或氨基酸配方奶粉,同时可以进行肠道微生物菌群的调节。

避免接触吸入性过敏原比避免接触食物类过敏原复杂。最常导致患儿哮喘发作的过敏原有尘螨、花粉、霉菌、丝绸、动物皮毛、蟑螂等。应根据孩子的情况采取不同的方法避免接触过敏原:

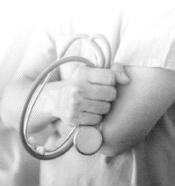

❀ 花粉(树木、草、花)

◎ 在有花粉的季节注意关窗(包括车窗),使用空调调节温度。

◎ 尽量避免室外活动或外出旅游,特别是早晨。如果必须在室外活动,注意戴口罩以避免接触花粉,回家后需清洗眼睛和鼻子以去除花粉。

◎ 每天晚上睡觉前要洗澡。

◎ 使用空气净化器去除空气中的花粉颗粒。

❀ 真菌

◎ 使用无毒性的真菌清洁剂去除真菌。

◎ 使用空气净化器或除湿器使湿度保持在50%以下以抑制真菌生长。

◎ 在浴室和厨房中安装适合的排气扇。

◎ 尽量不在室内种植植物。

◎ 注意观察房间内所有可能区域,防止有水而导致真菌生长。

⚙ 尘螨

◎ 使用防尘螨的专用卧具,包括枕头、床垫、弹簧床等生活用品。

◎ 每周用高于 55℃的热水清洗毯子、羊毛围巾、填充性玩具以杀灭尘螨。

◎ 用空气净化器或除湿器保持湿度在 50% 以下以抑制尘螨生长。

◎ 尽可能:①使用硬木地板、树脂地板、地板革或瓷砖代替地毯;②用可清洗的皮质家具和百叶窗代替布面家具和布质窗帘。

🌼 **动物皮屑（猫、狗）**

◎ 尽可能不在家中饲养宠物。

◎ 如必须饲养，不要让宠物待在室内，尤其不要待在卧室内。

◎ 使用配有特殊集尘袋的吸尘器去除能通过空气传播的过敏原。

◎ 使用能高效抑制过敏原的真空吸尘器。

◎ 每周给宠物洗澡。

◎ 避免触摸宠物，如果接触了宠物，要立即洗手。

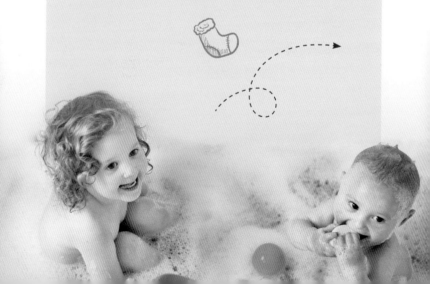

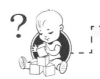

哮喘小儿检查肺功能
有什么意义?

首先我们要了解什么是肺功能检查。简单地说,肺功能是应用仪器测量患儿平静或用力呼吸时气体容积、气体流速等指标,从而推断出患儿肺容积、气道阻力、气道反应性等呼吸系统生理功能,为无创、无痛、宝宝能耐受的检查。那么肺功能检查意义是什么? 意义主要有以下几个方面:

🌼 肺功能测定有助于确诊哮喘、明确疗效及对预后进行估测。2008 年儿童哮喘指南中指出当哮喘症状不典型时,根据肺功能检测中的气道反应性测定即可协助诊断哮喘。

🌼 为判断病情严重程度、评估哮喘病情严重程度的重要依据之一。

🌼 可评估哮喘是否得到了控制。

支气管哮喘、咳嗽变异性哮喘的治疗方案是什么？

支气管哮喘是由气道慢性炎症及气道高反应性引起的气道阻塞。长期抗炎和舒张支气管是治疗哮喘的两个重要环节。目前支气管哮喘治疗的方案主要是消除气道慢性炎症，当有气道平滑肌痉挛时，给予平喘药缓解哮喘症状。目前临床常用的控制气道炎症的药物主要有吸入性糖皮质激素、孟鲁司特钠等。缓解支气管痉挛的药物主要有 β_2 受体激动剂、氨茶碱及抗胆碱药等。

在儿童哮喘的长期治疗方案中,除每天规律地使用控制气道炎症的药物外,应根据病情按需使用缓解性药物。吸入型速效 β_2 受体激动剂是目前最有效的缓解性药物,是所有年龄儿童急性哮喘的首选治疗药物,通常情况下 1 天内使用不应超过 4 次。亦可以选择联合吸入抗胆碱能药物作为缓解性药物。6 岁及以上儿童使用含有福莫特罗和布地奈德的吸入剂进行治疗,既可作为控制性药物,也可作为缓解性药物应用。

我国哮喘治疗方案根据年龄分为 5 岁及以上和 5 岁以下儿童哮喘的长期治疗方案。长期治疗方案分为 5 级,从第 2 级到第 5 级的治疗方案中都有不同的哮喘控制药物可供选择。以往未经规范治疗的初诊哮喘患儿可根据病情严重程度分级选择第 2 级、第 3 级或第 4 级治疗方案。在各级治疗中,每 1~3 个月复诊 1 次,决定下一步的治疗方案。如哮喘完全控制,维持原治疗至少 3 个月后,治疗方案可考虑降级,直至确定维持哮喘控制的最小剂量。如哮喘部分控制,可考虑升级治疗以达到完全控制。但升级治疗之前首先要检查患儿吸药技术、遵循用药方案的情况、避免接触过敏原和其他触发因素等情况。如仍未控制,继续升级或越级治疗直至达到完全控制。最低剂量维持 6~12 个月哮喘无发作,可以考虑停药观察。

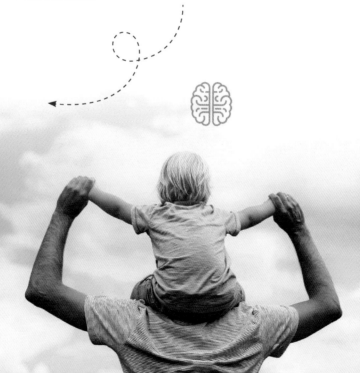

支气管哮喘定期复诊有什么意义？
需要定期做哪些检查？

即使控制良好、病情稳定，支气管哮喘患儿也要定期复诊。复诊可以根据病情及时调整治疗方案，了解药物的副作用，检查患儿用药方法是否正确，检查患儿肺功能及生长发育是否正常，并可对患儿进行哮喘教育和管理等。

对患儿的哮喘教育和管理是哮喘防治工作中重要的组成部分，但与治疗相比，哮喘的教育和管理往往被轻视，这往往是导致哮喘病情反复或加重的重要原因。哮喘的长期治疗需要医患双方的密切配合，应该通过持续不断的健康教育和系统管理使患儿及其家长充分了解、认识儿童

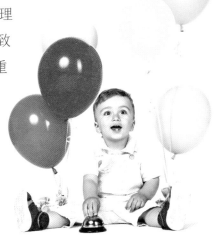

哮喘的本质,学会自我监测病情和合理使用常用药物。通过规范治疗、系统管理和健康教育才可以使哮喘达到完全控制。

一般初诊后 2 周左右复诊,以观察治疗效果。如患儿病情稳定,可以用药 1~3 个月复查 1 次。由于药物治疗哮喘控制后,维持治疗至少要 3 个月,因此,至少要 3 个月复诊 1 次。

复诊需要做的检查有:肺功能,呼出气一氧化氮。肺功能可以反映气道通畅程度,呼出气一氧化氮可以反映气道炎症程度,两种检查起到相互补充的作用。

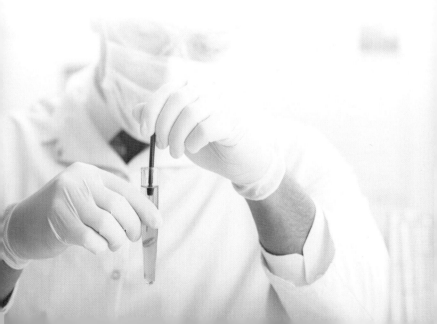

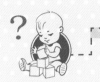

支气管哮喘药物副作用大吗?

　　在医师指导下进行的支气管哮喘的治疗,其药物副作用是很小的。糖皮质激素是治疗哮喘气道慢性炎症的最有效药物,需长期使用,许多家长担心其副作用。其实,糖皮质激素的副作用主要是由于长期全身用药引起的。长期口服或静脉应用糖皮质激素会出现满月脸、水牛背、感染等副作用。为避免其副作用,临床上只是在哮喘急性严重发作时才会短时间全身应用。临床上治疗哮喘长期应用的是吸入型糖皮质激素。吸入型糖皮质激素药物是脂溶性的,经呼吸道吸入,全身吸收很少,只要在医师指导下规范化应用,长期应用的副作用很小。孟鲁司特钠也是临床上常用的治疗哮喘的药物,其安全性很好,仅很少部

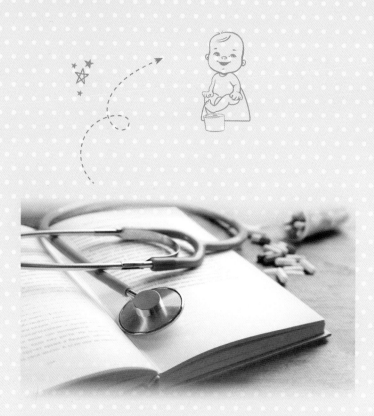

分的患儿应用后会出现夜梦多、脾气变化等副作用,停
药后可消失。部分患儿应用支气管扩张剂量时会引
起四肢抖动等症状,减量可好转,必要时可换用其他
药物。总之,在医师指导下应用治疗哮喘的药物是安
全的。

患有哮喘的小儿在运动和饮食等方面有哪些注意事项?

在运动方面,有些家长认为运动会导致哮喘发病或加重病情,就不让孩子参加体育活动。确实,在引发哮喘病的很多因素中,运动是诱发哮喘发作的常见原因之一。运动虽然可以诱发哮喘,但哮喘患儿仍需运动。我们治疗哮喘的重要目标之一,就是要让哮喘患儿能与健康孩子一样参加体育活动,能正常地生活与学习,使孩子健康成长。家长和患儿应该了解哪些运动方式适合参加,如户外竞走、跑步、爬山、足球类活动等最易诱发

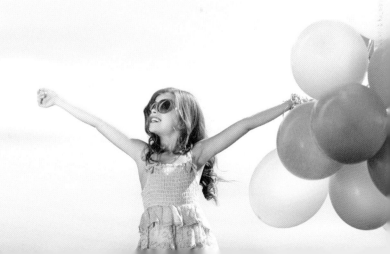

哮喘,而游泳、举重、骑自行车、划船等运动则较少引起发病。为防止运动诱发哮喘,患儿除按正规、长期的哮喘治疗方案用药外,可在运动前 15 分钟吸入沙丁胺醇或特布他林气雾剂,有效地预防运动性哮喘。哮喘患儿适当地参加运动的意义不但在于增强体质,提高抗病能力,还在于使患儿的生活质量得到提高,使他们能像别的孩子一样正常地生活和学习。

在饮食方面,食物是诱发哮喘的一个重要因素。日常的食物中,有可能诱发哮喘的食物有牛奶、鸡蛋、鱼、海鲜等。哮喘患儿往往为过敏体质,当进食这些富含蛋白质的食物引起过敏时,可导致哮喘发作。对某些哮喘患儿来说,甚至一些蔬菜、水果,如莴苣、西红柿、芒果等,或者一些过咸、过甜、过酸、过冷的食物也可能诱发哮喘。但不是每个哮喘患儿都会对食物过敏,也不是对某一种食物过敏就意味着对其他食物也过敏。实际上,食物过敏仅

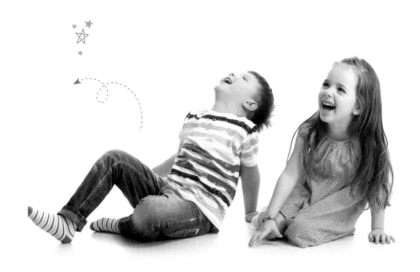

发生于少数患儿,主要见于幼儿。一般随着年龄的增长会逐渐减少或消失。家长可在日常生活中多加观察,如果孩子吃了某种食物后数分钟至数小时内哮喘发作,就应该高度重视。当明确某种食物确实诱发了哮喘,应将该种食物长期在孩子的食谱上除去。如果怀疑某种食物有致敏的可能,可先将其从食谱中去除一段时间,然后再重新加进食谱,观察患儿反应。这种尝试可以反复进行。如果孩子的哮喘发作与饮食无关,那么家长们大可不必限制孩子的食物种类,以保证孩子的营养均衡摄入,以增强其体质。

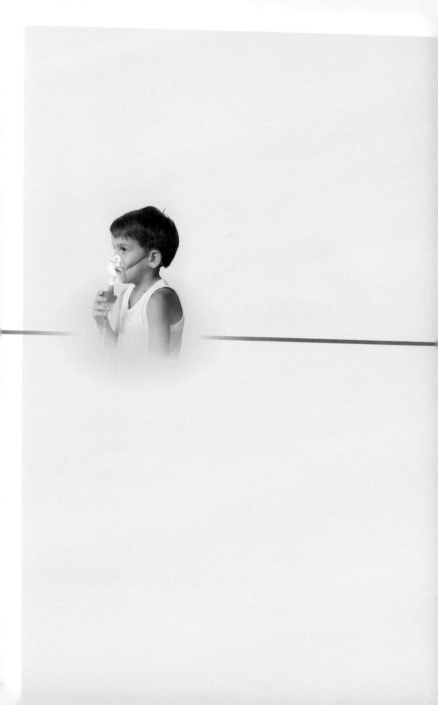

PART 3

住院患儿健康教育指导

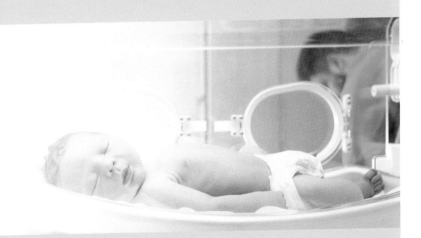

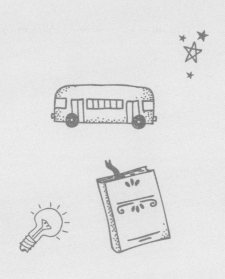

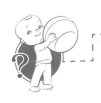

什么是肺炎?
引起肺炎的原因有哪些?

肺炎是指不同病原体感染或其他因素(如吸入羊水、油类或过敏反应等)所引起的肺部炎症。主要临床表现为发热、咳嗽、气促、呼吸困难和肺部固定性中、细湿啰音。重症肺炎患儿可累及循环、神经及消化系统而出现相应的临床症状,如中毒性脑病或中毒性麻痹等。

引起肺炎的原因有感染因素,如病原体,有病毒、细菌、肺炎支原体、肺炎衣原体、真菌等;也可能为非感染性因素,如吸入性肺炎、过敏性肺炎等。由病原体引起的肺炎为感染性肺炎,在儿童最常见。

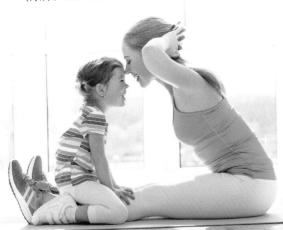

重症肺炎有哪些表现？

重症肺炎除有严重的呼吸系统症状外，常伴有其他系统受累。临床常表现为：

🌼 明显的中毒症状，如患儿可出现嗜睡、精神萎靡、昏迷、抽搐等。

🌼 明显的呼吸困难和缺氧现象，吸氧后症状无缓解。

🌼 肺部散在细湿啰音，X 线检查可见阴影弥漫。

🌼 伴有心力衰竭者会出现心音低钝，心率加快。

🌼 可发生严重合并症，如脓胸、败血症、病毒性脑病等。

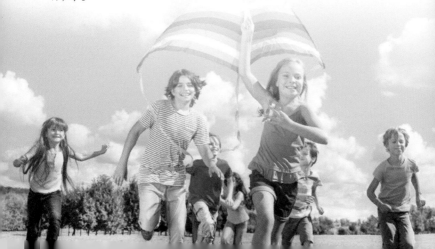

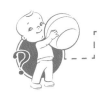

肺炎的危险性是什么?
哪些孩子可能因肺炎死亡?

肺为人体气体交换即把氧气输送给细胞以及把细胞内二氧化碳排出的脏器,如果肺炎严重,影响氧气和二氧化碳的交换,可出现低氧血症和高碳酸血症,另外,感染的细菌可以进入血液,引起血流感染,即发生脓毒症。缺氧、二氧化碳潴留和脓毒症可导致全身器官功能障碍,引起呼吸衰竭、心力衰竭和脑功能衰竭等,出现呼吸困难、惊厥、肠麻痹、休克等并发症。除这些并发症外,感染可蔓延至胸膜腔造成脓胸,感染的血行播散可导致脑膜炎、心内膜炎、心包炎、关节炎等。肺炎还可引起肺组织坏死而导致肺坏

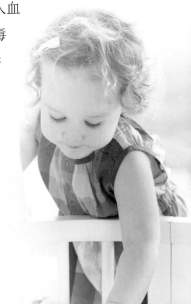

死或者肺脓肿，常见于葡萄球菌感染。当支气管肺炎患儿因黏稠分泌物积聚、黏膜肿胀或支气管平滑肌痉挛而发生阻塞时，会发生远端肺组织的气肿或不张。

有基础疾病的患儿或感染特殊病原体的患儿可能因重症肺炎而死亡，具体包括：①有基础疾病的小儿，如严重营养不良、严重先天性心脏病、免疫功能低下、遗传代谢病等；②长期住院(尤其久住 ICU)、机械通气、长期经鼻留置胃管、胸腹部手术，长期应用抗生素、糖皮质激素和免疫抑制剂者；③特殊病原体感染者。

肺炎还可有支气管扩张、闭塞性细支气管炎等后遗症。

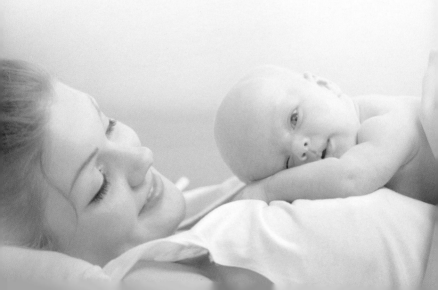

细菌性肺炎和病毒性肺炎可能分别由哪些原因引起?

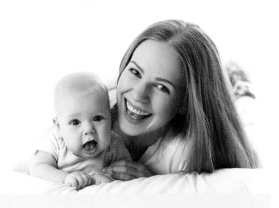

引起细菌性肺炎的可能原因有:肺炎链球菌、A族链球菌、金黄色葡萄球菌、流感嗜血杆菌、卡他莫拉菌、肺炎克雷伯菌、铜绿假单胞菌、厌氧菌等,不包括肺炎支原体、肺炎衣原体和嗜肺军团菌等致病微生物。

引起病毒性肺炎的可能原因有:呼吸道合胞病毒、腺病毒、甲型流感病毒、副流感病毒、新型冠状病毒、禽流感病毒等。

肺炎链球菌肺炎有哪些表现？

肺炎链球菌肺炎有以下表现：①发病前常有受凉、淋雨、病毒感染史，多有上呼吸道感染的前驱症状。②起病多急骤，可有高热、寒战，体温通常在数小时内升至39～40℃，脉速随之增加，咳嗽有痰，年长儿典型表现为咳铁锈色痰。③患儿呈急性病容，呼吸浅速，部分有鼻翼扇动和心动过速。少数可出现休克（在24小时内血压骤降，伴烦躁、面色苍白、四肢厥冷、少尿、呼吸增快、心动过速和心音减弱等）。胸部可听到湿啰音。④血常规示白细胞总数、中性粒细胞数升高，C反应蛋白升高。肺部炎症严重者，白细胞计数不增高或降低，常提示病情严重。⑤胸片有大片阴影。一些病人合并胸腔积液。较重的病人可出现肺坏死空洞、脓气胸、脓毒症和休克，也可合并脑膜炎、心包炎等。

肺炎支原体肺炎好治吗？
会有后遗症吗？

　　肺炎支原体肺炎也称为支原体肺炎，由肺炎支原体感染引起。有轻型、重型（包括危重型），也有难治型。轻症的支原体肺炎患儿可以完全康复，但重型和难治型的支原体肺炎患儿则需要住院治疗，尤其是重型可能会有不同程度的后遗症。重者或者难治性者表现为持续性高热，咳嗽剧烈，食欲差，痰液或坏死组织堵塞气道出现呼吸困难，胸片出现大叶性肺炎改变或气道堵塞引起肺不张。也可引起肺栓塞和肺外表现，如支原体脑炎、广泛皮疹、肝功能损伤、心肌损伤、哮喘等，可出现嗜睡、烦躁、昏迷、抽搐和喘息等。

　　脑炎的患儿可有后遗症，肺栓塞和肺不张的患儿可遗留永久性肺不张和支气管闭塞、闭塞性细支气管炎等。

如何判断是否得了腺病毒肺炎？
其护理要点是什么？

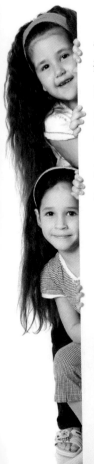

腺病毒肺炎常发生于6个月~2岁的婴幼儿，有季节性和流行性，其突出表现是稽留高热，病程长，发热可持续1~3周，伴有咳嗽，较重者出现喘息、呼吸困难、精神差、烦躁、嗜睡、食欲缺乏等表现，特征性表现为精神差。病情严重患儿可出现呼吸衰竭、心力衰竭、中毒性脑病、休克以及噬血细胞综合征等，可能需要呼吸机支持治疗。在血常规检查中白细胞多正常。胸片可见大片状高密度影。如果小儿在冬春季出现持续高热、咳嗽较重、精神差，应注意腺病毒肺炎的可能。

腺病毒肺炎患儿需住院治疗，除药物治疗外，需要休息，勤换气通风，保证营养，采用物理降温或口服退热药退热，加强雾化、拍背、吸痰等呼吸道管理，保证适宜的液体入量，防治心力衰竭、中毒性脑病等各种并发症，及时予吸氧或呼吸支持。

为什么腺病毒肺炎一般都很严重?
后遗症都有哪些?

腺病毒肺炎起病多急骤,抗生素治疗无效,且腺病毒肺炎患儿并发症较多,并发呼吸衰竭、弥散性血管内凝血、中毒性脑病及继发细菌感染的情况均较一般肺炎患儿多见,重的腺病毒肺炎并发症的发生率可高达80%,故一般来说,腺病毒肺炎严重。

腺病毒肺炎危重症抢救存活者,约60%有慢性肺部损害的后遗症,包括支气管扩张与闭塞性细支气管炎、肺不张和机化性肺炎,以闭塞性细支气管炎最多见。这些后遗症可影响肺功能,发生闭塞性细支气管炎患儿出现长期运动后或平静时喘息和呼吸困难,感染后加重,可能需要反复住院。由于长期缺氧,患儿消瘦,生长不良。

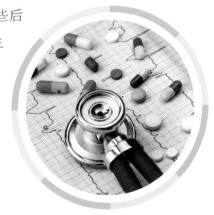

怎样早期识别禽流感病毒肺炎和新型冠状病毒肺炎?

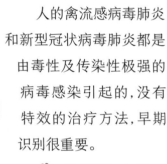

人的禽流感病毒肺炎和新型冠状病毒肺炎都是由毒性及传染性极强的病毒感染引起的,没有特效的治疗方法,早期识别很重要。

❀ 潜伏期:禽流感病毒肺炎潜伏期一般为3~6天;新型冠状病毒肺炎为1~14天,多为3~7天。

❀ 早期症状:禽流感病毒肺炎早期类似普通流感,多数患儿有高热(典型患儿体温高达38℃以上)和流感样症状;新型冠状病毒肺炎以发热、干咳、乏力为主要表现。部分患儿以嗅觉、味觉减退或丧失等为首发症状,少数患儿伴有鼻塞、流涕、咽痛、结膜炎、肌痛和腹泻等症状。

⚙ **临床特征**:有流行病史,如出现发热、咽痛、咳嗽和淋巴细胞减少,肺部影像学表现为肺内磨玻璃影和实变影,应该考虑禽流感病毒肺炎;儿童新型冠状病毒肺炎病例症状相对较轻,部分儿童及新生儿病例症状可不典型,表现为呕吐、腹泻等消化道症状或仅表现为反应差、呼吸急促。因此,有流行病学史且有临床症状的患儿需常规筛查新型冠状病毒核酸、抗体、肺部 CT。

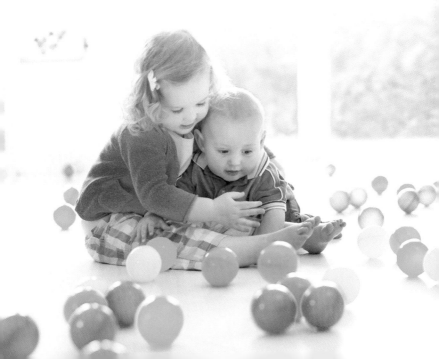

先天性心脏病合并肺炎患儿如何护理？

先天性心脏病患儿极易合并肺炎,且肺炎多呈重症表现,对患儿的一般护理应注意以下方面:

✿ **休息**:安排患儿卧床休息,尽量保持安静,避免因哭闹引起缺氧而加重心脏负担。

✿ **饮食**:合理添加辅食,可给予高蛋白、高热量、易消化、营养丰富的流质或半流质饮食;少食多餐,过饱会加重心脏及胃肠负担;喂奶时以倒置奶瓶流出的奶量为每秒 1~2 滴为宜;为避免呛入气管,进食或服药时应抬高婴幼儿上身;长时间使用利尿剂时要多吃橙子、香蕉、土豆等含钾食物;鼓励患儿多饮水,湿润呼吸道黏膜,同时可以防止发热导致的脱水。较重的患儿应限制全天液体摄入量以防止心力衰竭。

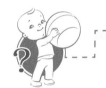

为何肺炎患儿要进行
支气管镜检查和治疗？

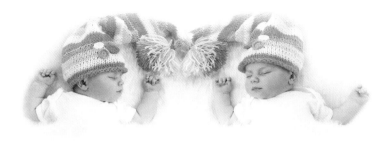

　　大部分肺炎患儿不需要进行支气管镜检查,但出现下列情况时要进行支气管镜检查:①肺炎患儿肺部病变治疗效果差,病灶吸收欠佳,病原体不明,或考虑存在畸形或者发育障碍;②不明原因反复出现肺部感染;③肺炎合并肺不张,或出现呼吸困难应考虑气道堵塞,尤其是支原体肺炎、腺病毒肺炎和流感病毒肺炎。通过支气管镜检查,可以吸取支气管内的炎性分泌物,并进行病原学检查,进一步明确病因;部分肺炎患儿肺内出现痰栓堵塞时可以经支气管镜检查冲洗;如有支气管异物,可以经支气管镜取出。

反复喘息需要做哪些检查?

反复喘息患儿常规需要做胸部 X 线检查及血常规,以观察肺部有无病变;应做肺功能、过敏原检查,除外过敏性哮喘;应做 24 小时胃、食管 pH 监测、钡餐等检查,观察是否有胃食管反流。怀疑有先天性血管发育异常时,要做 CT 或 MRI、血管造影、心脏超声等。怀疑囊性纤维化、原发性纤毛运动障碍时,应做汗液试验、纤毛活检等。怀疑为免疫缺陷病时,应做免疫功能等相应检查。怀疑为闭塞性细支气管炎时,要做高分辨率 CT。怀疑为结核病时,要做纯蛋白衍化物(PPD)、T 淋巴细胞斑点试验(T-SPOT)检查。诊断不明确时,要做支气管镜检查。

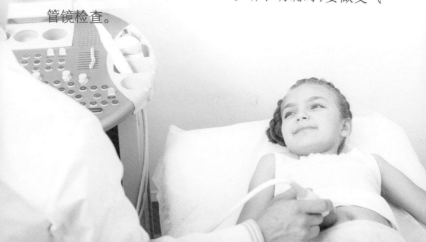

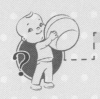

支气管异物的表现有哪些?
如何取出异物?

异物吸入气管时会有以下表现:刚吸入异物时会出现刺激性呛咳和憋气,之后引起反射性呕吐及呼吸困难。片刻后症状减轻或缓解,进入安静期,此时,患儿可不出现症状,或有轻度的咳嗽和喘息,易被忽略。随后进入症状期及并发症期,患儿多出现反复发热、咳嗽等症状,可合并肺气肿和部位相对固定的肺炎和肺不张。

如异物镶嵌于声门可出现严重的呼吸困难,甚至导致窒息死亡。较小或尖锐的异物镶嵌在喉头后除引起吸气性呼吸困难和喉鸣外,大部分有声音嘶哑或失声的症状。异物停留时间长者可出现疼痛和咯血等症状。

诊断确定后应迅速取出异物。对于气管内的活动异物,如患儿无明显呼吸困难,可通过气管镜取出;支气管内异物可用支气管镜取出。对于异物较大、呼吸困难严重者,应先做气管切开术,然后经切口置入支气管镜取出。

小儿支气管扩张是什么疾病？
都由哪些原因引起？

支气管扩张是指支气管由于管壁的肌肉和弹性组织破坏，导致管腔扩张。

发病原因有先天因素，如支气管软骨发育缺陷等；也有后天因素，主要是严重感染，如麻疹、百日咳、腺病毒肺炎、重症支原体肺炎等引起的后遗症。其次是免疫功能缺陷、原发纤毛运动障碍、囊性纤维化等遗传性疾病引起。另外，曲霉菌过敏引起的支气管肺曲霉菌病、异物阻塞，肺结核引起的肿大淋巴结压迫等，也可引起哮喘病人的支气管扩张；肺实变或肺不张时支气管外部的牵拉作用也可引起支气管扩张。

长期咳嗽的患儿，尤其是痰多的咳嗽，需要注意其是否存在支气管扩张，有必要时应及时就诊，积极寻找病因。

支气管扩张如何治疗?

　　支气管扩张是患儿的基础疾病合并感染后引起,支气管扩张发生后也容易合并感染,因此,治疗支气管扩张的原则就是要治疗基础疾病、急性期控制感染,同时保持呼吸道通畅、促进痰液排出。如为免疫缺陷病引起者,可使用丙种球蛋白治疗;囊性纤维化引起者长期使用阿奇霉素,感染多为细菌感染,可根据痰液培养的细菌和药物敏感性,选择适当的抗生素治疗,囊性纤维化等病人也选择雾化妥布霉素等抗生素治疗,体位引流、应用不同拍背和祛痰方法,以及药物帮助排痰,有喘息者可吸入糖皮质激素和支气管扩张药物。支气管扩张病灶局限于单叶,反复合并感染,可进行手术切除受累的肺叶,但手术前需要严格评估是否适合。

闭塞性细支气管炎是如何发生的？

闭塞性细支气管炎是临床上少见的由多种病因导致的细支气管闭塞性疾病。其发病的原因在成人主要是器官移植（如骨髓移植、肺移植等）。而在儿科主要是由各种感染，常见于腺病毒、麻疹病毒、肺炎支原体引起的重症肺炎后遗症。感染是儿童发生闭塞性细支气管炎的最常见原因。一些自身免疫性疾病，如 Stevens-Johnson 综合征、系统性红斑狼疮、类风湿关节炎等严重时也会引起闭塞性细支气管炎。此外，当孩子吸入、摄入有毒物质，如氯气、二氧化硫、芥子气，也会引起细支气管损伤，也可引起本病。近年来发现，肿瘤化疗后一些药物可引起儿童闭塞性细支气管炎，干细胞移植后发生闭塞性细支气管炎似有增多趋势。

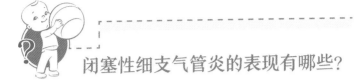

闭塞性细支气管炎的表现有哪些?

闭塞性细支气管炎的患儿以反复发作的呼吸困难、喘息为主要表现,易被误诊为哮喘或者其他疾病。本病常发生在严重肺部感染或严重免疫反应后。其主要临床特点是反复或持续的气促、喘息或咳嗽,运动耐力差,肺部有细湿啰音和喘鸣音,对支气管扩张剂反应不佳。由于细支气管及肺损伤的严重度、广泛度和疾病病程不同而表现各异,病情轻重不一,临床表现有的可为轻微运动后喘息或者气促,严重者日常活动时可出现喘息和气促,个别快速进行性恶化直至死亡,多数患儿常在急性感染后喘息和运动不耐受加重,达数月或数年,有的病情逐渐进展,最终死于呼吸衰竭。

闭塞性细支气管炎如何治疗？
预后好吗？

对于闭塞性细支气管炎如何治疗，目前尚无全世界公认的治疗准则。临床上：

🌼 可应用糖皮质激素，但对其应用的疗程、剂量及剂型有争议，目前常用的是雾化吸入激素、口服激素及短时间冲击治疗，可以根据病情选择治疗方案。

🌼 支气管扩张剂，可部分减少阻塞症状，对肺功能试验有反应和／或临床评估有反应的患儿可应用。

🌼 大环内酯类药物，尤其是阿奇霉素。有研究显示阿奇霉素对部分闭塞性细支气管炎患儿治疗有效，其确切的机制目前尚不明确。其有效性部分可能归因于它的抗菌活性之外的抗炎特性。

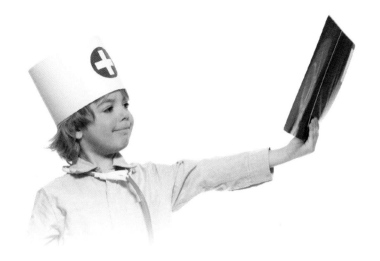

　　🌼 其他对症、支持处理:合并感染时使用抗生素;氧疗、肺部理疗;充分的营养支持,避免被动吸烟;晚期可进行肺移植。

　　闭塞性细支气管炎的预后与潜在病因和疾病发展速度相关,重症肺炎后发生的感染后闭塞性细支气管炎总体病情稳定或者好转,仅有极个别死亡。若为严重或者晚期或者发展迅速的闭塞性细支气管炎,因细支气管腔内发生不可逆的纤维化改变和气道阻塞,会给治疗带来困难。早期治疗可阻断疾病的进程。

胸腔积液有什么表现？
由哪些原因引起？

少量胸腔积液时，可无特别不适的症状；中至大量积液对肺组织造成压迫使得患儿出现胸闷及呼吸困难等症状。婴幼儿均以气促为最突出表现，年长儿常伴有发热、胸痛。

儿童胸腔积液的病因包括感染性因素和非感染性因素，其中感染性因素居首位，而感染又以细菌、结核分枝杆菌、肺炎支原体感染为三大主因，其他少见感染包括病毒和肺吸虫等寄生虫；非感染性因素则包括结缔组织病、恶性肿瘤、肝脏疾病、缩窄性心包炎、肾脏疾病等肿瘤，少见为胰腺疾病和外伤。

不同年龄患儿的发病原因也有所差异：3 岁以内细菌感染为首发病因，3 岁以上多以肺炎支原体感染、结核为首发病因。结缔组织病、恶性肿瘤多见于 3 岁以上。

咯血有哪些原因？
什么样的咯血会有生命危险？
如何急救？

🌼 **咯血的原因：** ①急、慢性呼吸道感染，如各种原因支气管炎、肺炎、支气管扩张等；②肺血管疾病，如肺静脉和肺动脉畸形；③出血性疾病，如遗传性毛细血管扩张症、血小板减少性紫癜等；④其他疾病，如支气管异物、胸部外伤、肺部畸形、肺部肿瘤及肺泡出血综合征等。近年来牛奶蛋白过敏引起的咯血不少见，多为小婴儿。

🌼 **有生命危险的情况为：** 患儿一次大量咯血或反复咯血，导致血容量丢失，引起贫血和心率、血压改变，严重者出现脉搏微弱、皮肤湿冷、血压明显下降、尿少等休克表

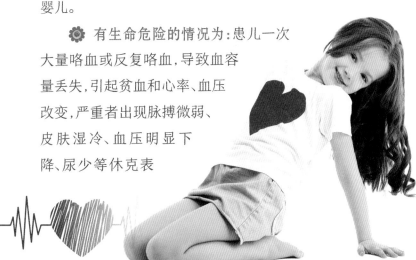

现,或因血块阻塞气道出现呼吸困难或原有呼吸困难进一步加重、发绀,甚至窒息。

急救方法:患儿宜患侧卧位,以利于将血咯出;保持安静,减少不必要的搬动,精神紧张者,要安慰患儿,稳定情绪,必要时用药物镇静,当出现呼吸、心搏骤停时应及时行心肺复苏术。气道堵塞时,紧急用喉镜或者支气管镜去除气道血块,进行无创通气或机械通气,紧急输血。有肺血管畸形者,应紧急行介入栓塞治疗,其他治疗包括使用肾上腺皮质激素、止血等。

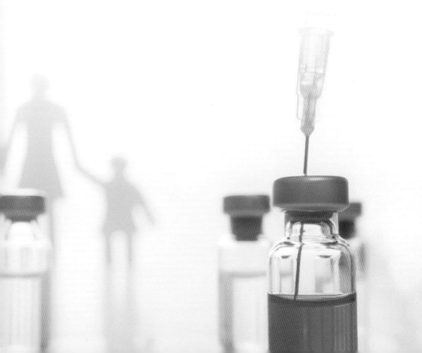

弥漫性肺泡出血综合征是怎么回事？如何治疗？

弥漫性肺泡出血综合征是一组肺泡毛细血管损伤导致血液进入肺泡腔，表现为咯血和／或贫血，严重时出现呼吸困难的疾病。本病一般累及双肺，呈"弥漫性"，常反复发作，并以大量含铁血黄素细胞沉积于肺内为特征。在儿童，引起弥漫性肺泡出血综合征的病因复杂，分免疫性和非免疫性两大病因，每种类型包含多种疾病，应仔细寻找可能致病的病因或诱因，加以治疗或避免。

治疗如下：

✿ **急性发作期**：①对症治疗，即卧床，吸氧，严重贫血时应少量多次输血，合并感染时抗感染。②肾上腺皮质激素：用于免疫性原因引起的肺泡出血，但对于初始原因不明者,一般边应用,边查原因。③激素治疗不佳或严重、反复、顽固性出血者,尤其诊断为血管炎引起的弥漫性肺泡出血综合征时,常联合环磷酰胺治疗,近年来也有人主张应用靶向药物进行治疗。④丙种球蛋白:对一些免疫性原因引起的肺泡出血病例,尤其是丙种球蛋白缺乏引起者应用。

⚙ **长期维持治疗:**长期治疗时,将急性期大剂量激素逐渐减为小剂量长期维持。激素的剂量要足、疗程要长,以控制肺出血的反复发作,保护肺功能。对于血管炎等引起的弥漫性肺泡出血,或者急性期应用环磷酰胺治疗者,维持期使用激素时一般联合其他免疫抑制剂,如硫唑嘌呤、氨甲蝶呤、环孢素等。

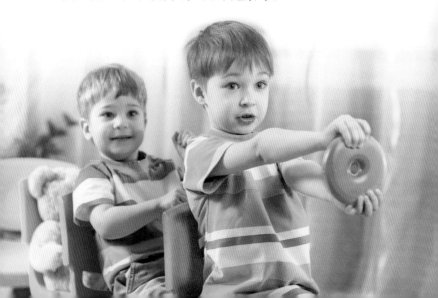

支气管结核是怎么得的?
如何治疗?

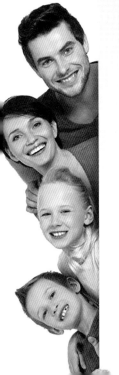

气管、支气管结核的发生一般有三种途径:气管播散、结核病变直接蔓延、血行播散。小儿气管、支气管结核主要来自淋巴结支气管瘘,即在肺结核阶段,存在淋巴结结核,由于未及时治疗,淋巴结结核长时间侵蚀支气管壁,导致支气管穿孔,淋巴结结核破溃进入支气管而引起。当淋巴结结核破溃入气管、支气管的量大时,可引起支气管堵塞,患儿出现呼吸困难,甚至窒息。治疗除了一般治疗以及全身和雾化应用抗结核药物外,还可行支气管镜治疗,去除结核病变,如干酪性坏死组织和肉芽组织,当出现支气管堵塞时,需紧急使用支气管镜,以取出干酪样坏死物。

肺间质疾病是怎么回事？
有哪些表现？

肺间质疾病由多种原因引起,是主要累及肺间质、肺泡和／或细支气管的肺部弥漫性疾病。肺间质为位于肺泡之间的组织,对人体气体交换非常重要。肺间质疾病可以引起间质增厚,阻碍氧气交换,使肺泡内氧气进入肺毛细血管的进程受限,引起人体缺氧,开始出现活动性气促,如吃奶、玩耍、哭闹,以及运动时明显,逐渐加重。病情严重时在平静或者睡眠时也会呼吸增快。也可能以干咳起病,可伴有喘息。全身表现有乏力、消瘦、厌食、生长缓慢、喂养困难、活动减少和体力下降,一些患儿出现杵状指(手指末端膨大,类似棒槌),可有发热、皮疹、关节疼痛。

肺间质疾病需要做哪些检查?

在儿童,引起肺间质疾病的病因约有 20 多种。尽管病因不同,但开始出现的症状和影像学表现类似,统称为肺间质疾病。所以,对于诊断为肺间质疾病的儿童,还应进一步分析病因,并针对不同病因进行治疗。

需要做的检查包括但不限于:胸部高分辨率 CT 检查、肺功能检查、支气管镜检查、自身抗体谱检查、免疫功能检测、基因检测、肺组织活检等。

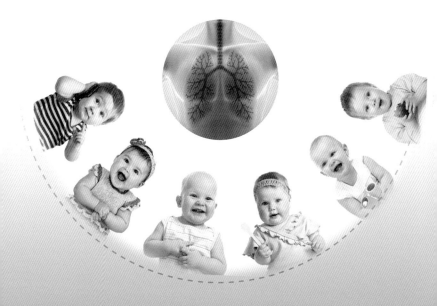

免疫缺陷病是怎么回事？
具体治疗是什么？

免疫缺陷病是一组由于免疫系统发育不全或遭受损害所致的免疫功能缺陷或者低下而引起的疾病。有 2 种类型：

🌼 原发性免疫缺陷病，又称先天性免疫缺陷病，与遗传有关，多发生于婴幼儿。

🌼 继发性免疫缺陷病，又称获得性免疫缺陷病，可发生在任何年龄，多因严重感染，尤其是直接侵犯免疫系统的感染、恶性肿瘤、化疗、应用糖皮质激素或者免疫抑制剂、放射治疗等引起。

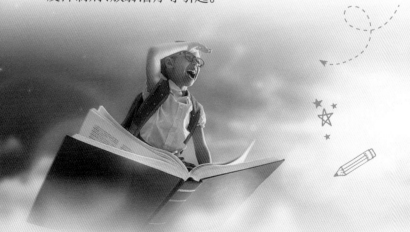

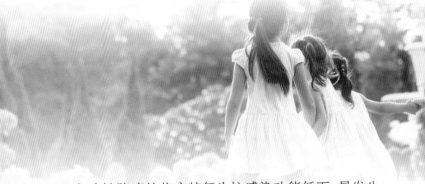

　　免疫缺陷病的临床特征为抗感染功能低下,易发生反复或严重的感染,同时可伴有自身稳定和监视功能异常,发生自身免疫性疾病、过敏性疾病和恶性肿瘤的概率增高。

　　免疫缺陷病的治疗:

　　✿ **一般治疗**:减少接触感染原;禁止接种活疫苗,以防发生严重疫苗性感染;根据免疫缺陷类型给予补充疗法或免疫重建。

　　✿ **免疫球蛋白补充疗法**:对于各种原因引起丙种球蛋白低下(主要是 IgG 和／或 IgM)、X 连锁高 IgM 缺陷、选择性 IgG 亚类缺陷、威斯科特 - 奥尔德里奇综合征等患儿定期注射丙种球蛋白制剂。

　　✿ **免疫重建**:免疫器官移植术可使患儿恢复其免疫功能,包括造血干细胞移植和基因治疗等。

糖皮质激素的副作用有哪些？
应注意哪些事项？

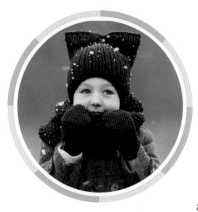

长期全身应用糖皮质激素的不良反应包括：

🌼 肾上腺皮质功能亢进综合征：满月脸、水牛背、高血压、多毛、糖尿、皮肤变薄等。

🌼 诱发或加重感染。

🌼 诱发或加重溃疡病。

🌼 骨质疏松、肌肉萎缩、伤口愈合延缓。

🌼 诱发精神疾病或癫痫。

🌼 抑制儿童生长发育。

🌼 其他：负氮平衡、食欲增加、低血钙、高血糖倾向、消化性溃疡。

🌼 股骨头坏死。

🌼 白内障。

注意事项有：

🌼 预防感染,外出应戴口罩,勤洗手,注意保持室内空气新鲜,定时开窗通风,避免到通风条件不佳的人员聚集场所。避免接触感冒等呼吸道感染病人。长期大剂量使用者,必要时遵医嘱服用复方新诺明药物预防肺孢子肺炎。

🌼 饮食上注意补钙、补钾。

🌼 注意消化系统症状:有无胃痛,有无黑便,定期查便潜血。

🌼 监测血糖,对食欲旺盛者应适当控制碳水化合物的摄入。

🌼 监测电解质情况,必要时用药物补充。

🌼 监测血压变化,查看有无水肿发生。

🌼 对大剂量应用者,注意有无精神症状的出现。

🌼 长期使用者,应定期检查眼底。

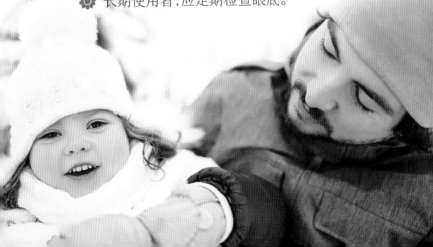

无创通气是怎么回事？
哪些患儿需要使用？

无创通气是指不经气管插管而增加肺泡通气的一系列方法的总称,包括体外负压通气、经鼻面罩正压通气、胸壁震荡及膈肌起搏等。儿童无创通气治疗主要指经鼻导管正压通气,用于重症肺炎、重症喘息发作、重症支气管哮喘、神经肌肉疾病引起的缺氧和呼吸肌疲劳等,儿童多能耐受,有益于控制病情,并能尽量减少经气管插管和机械通气。

体位引流如何进行？
其用途是什么？

体位引流是指用拍打胸、背部及改变体位将呼吸道分泌物排出的治疗方法，主要用于有支气管扩张的患儿，有助于肺分泌物的排出。

操作方法为将受累肺段或肺叶的支气管尽量处于垂直位，痰液借助重力作用引流至气管并咳出。为保证引流成功，必须保持正确的体位，使病变支气管处于高位，如右侧病变，取左侧卧位；下叶支气管病变取头低位；病变在上叶支气管，可取坐位或卧位等。此外，为了松解黏痰及由外周向中心气道转送，提高体位引流效果，还要配合拍背（术者用空心掌有节律地拍击病变部位，一处至少拍 1 分钟，拍击沿支气管走行方向，由外向内，自远端向中心进行）和／或振动（手法振动以 2~3 指垂直放在欲振动的胸部，掌指腕关节略屈，前臂伸直，用肱二、三头肌的运动产生振动），同时进行深呼吸和吸痰。

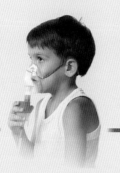

阅读笔记